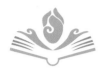

江苏"十四五"普通高等教育本科规划教材
国家级实验教学示范中心

人体系统解剖学实验

总主编　郑葵阳

主　编　王玉兰　刘志安

副主编　刘洪梅　胡　涛

编　者　（按姓氏笔画排序）

于佳田　万法萍　马巧英　马传响

王玉兰　王海燕　刘亚南　刘志安

刘美英　刘洪梅　许海燕　孙德旭

杜文琪　李梦迪　吴　琼　宋　亮

张海锋　周星娟　赵春明　胡　涛

原　飞　梁　昌　曾凡强

U0289569

科　学　出　版　社

北　京

内 容 简 介

　　本实验教材是人体解剖学的系列配套教材之一。实验课是理论与实践相结合、培养学生动手能力和创造性思维能力的重要方式,是教学的重要环节。本实验教材内容编写的顺序和与之配套的《人体系统解剖学》教材一致,分为运动系、内脏系、脉管系和调节系四大篇,每篇又分为若干章节。实验内容编写以节为单位,按照课前导学、实验目的、实验标本和模型、实验方法、实验内容指导和课后思考与讨论等六个环节进行编写。本实验教材注重系统性和科学性,具有语言精练、简明准确和图文并茂的特点。

　　本实验教材以本科临床医学专业为主,兼顾麻醉学、医学影像学、护理学、预防医学、医学检验技术、药学、生物科学、生物技术等专业实验教学的需求,各专业学生可按照其专业培养特点和要求,选用相应的实验项目进行实验教学。

图书在版编目(CIP)数据

人体系统解剖学实验 / 王玉兰,刘志安主编 . —北京:科学出版社,
2021.7

　ISBN 978-7-03-069325-9

　Ⅰ.①人… Ⅱ.①王…②刘… Ⅲ.①系统解剖学–实验–高等学校–教材 Ⅳ.① 322-33

中国版本图书馆 CIP 数据核字(2021)第 132979 号

责任编辑:胡治国 / 责任校对:宁辉彩
责任印制:霍　兵 / 封面设计:陈　敬

科学出版社 出版
北京东黄城根北街 16 号
邮政编码:100717
http://www.sciencep.com
三河市春园印刷有限公司印刷
科学出版社发行　各地新华书店经销

＊

2021 年 7 月第 一 版　开本:720×1000 1/16
2024 年 11 月第六次印刷　印张:11
字数:220 000

定价:59.80 元
(如有印装质量问题,我社负责调换)

高等院校医学实验教学系列教材
编审委员会

丛书前言

　　知识爆炸、信息化时代已经到来。现代医学教育演变改革，历经百年，已发展到以岗位胜任力为导向的医学教育新时代。今天，如何适应新时代知识传授的新特点、能力培养的新要求，以及当代大学生学习模式的悄然转变，已经成为当代医学教育的核心问题之一。徐州医科大学自 2004 年开展以 CBL 为载体的教育教学改革、2012 年开展以医学生岗位胜任力为导向的内涵式质量提升工程，以学生为中心的自主式学习正在全面、有序展开。

　　医学是实践性很强的生命科学，基础医学的学习是大学生步入医学的起始阶段，基础医学实验训练对医学生职业素质的养成和后续的专业学习，都有着很大影响。因此，加强基础医学教学实验中心建设，提高实验教学质量，培养大学生实践创新能力具有重要意义。以培养适应国家及区域医药卫生事业发展和经济社会建设需要的高素质、高水平卓越医学人才为根本任务，从"育人为本、德育为先、能力为重、全面发展"的教育理念出发，树立"以学生为主体、以能力培养为核心"的实验教学观，徐州医科大学基础医学国家级实验教学示范中心对基础医学实验课程进行了优化设计，组织编写了一套新颖的实验教材。本套实验教材以案例作为引导，构建"理论实践相互结合、基础临床相互渗透、教学科研相互促进"的实验教学体系；构建模块化、层次化、多元化满足学生自主学习的实验教学新模式。本套实验教材按照医学生物学实验课程群、正常人体形态学实验课程群、疾病基础实验课程群、医学机能学实验课程群和病原生物学与免疫学实验课程群循序编排。在实验项目层次上，精简基础性实验和内容重复过多的实验，增加综合设计性实验和研究创新性实验比例，使学生通过实验课程学习，系统掌握从"分子"、"细胞"、"组织"、"器官"到"系统"；从形态到功能；从正常到异常；从疾病诊断到防治等一套完整的基础医学实验的知识与技能，为后续的学习和工作打下坚实的基础。

　　本套实验教材是徐州医科大学基础医学国家级实验教学示范中心全体老师辛勤劳动的结晶，是我校多年来教学改革的成果体现。衷心感谢科学出版社对编写工作的热情鼓励和悉心指导。诚然，由于编者的学识、水平和能力的限制，难免存在诸多不足和遗憾，恳请广大专家、教师和学生提出宝贵意见与批评，为推动我国医学教育的发展共同努力。

郑葵阳

2017 年 12 月

前　言

　　本实验教材是一本创新性教材，从理念到编排进行了一些新的尝试。本着"育人为本、德育为先、能力为重、全面发展"的教育理念，树立"以学生为主体、以能力培养为核心"的实验教学观进行编撰，其是徐州医科大学基础医学国家级实验教学示范中心的基础医学实验系列教材之一。本实验教材以案例作为引导，构建"理论实践相互结合、基础临床相互渗透、教学科研相互促进"的实验教学体系；构建模块化、层次化、多元化以满足学生自主学习的实验教学新模式。

　　本教材是《人体系统解剖学》的配套实验教材，按照运动、内脏、脉管和调节四大系，以及骨骼、骨连结、肌肉、消化、呼吸、泌尿、生殖、心血管、淋巴、内分泌、感受器和神经等12个系统进行编撰。教材中以实例标本、模型为蓝本，不仅能清晰、逼真地表现人体复杂的形态和结构，而且能更好地指导医学生和医务工作者的学习和临床实践。

　　大数据时代使知识的传播数字化、网络化和智能化。本实验教材利用先进的数字技术将难以理解的传导通路部分进行视频录制，通过手机扫描二维码查看对应的数字资源，因此本实验教材是"纸质教材＋数字资源"的融合教材，便于学生的自主学习，同时可以提高教学质量。

　　本实验教材精心推敲、严格把控内容的科学性；贯彻少而精的原则，文字力求精简、控制内容分量，突出重点；按照基础服务临床的要求，斟酌取舍，力求详略得当；体现形态学科的特点，配以丰富的插图，图文并茂，相互参照，加深理解，以利掌握；并注意反映解剖学科的新进展。

　　本实验教材所用专业术语采用全国科学技术名词审定委员会颁布的《人体解剖学名词》。

　　本实验教材得以出版，有赖于各位参编人员的辛勤努力和付出，得到了徐州医科大学领导的鼎力支持和科学出版社的鼓励与帮助，在本实验教材即将出版之际，特向所有为本实验教材做出贡献的同志致以最衷心的感谢。

　　由于编者水平有限，本书难免存在不足之处，敬请广大师生和其他读者批评指正。

王玉兰

2021 年 4 月

目　　录

第一篇　运　动　系

第二篇　内　脏　系

第三篇　脉　管　系

第四篇　调　节　系

第一篇 运动系

运动系包括骨骼、骨连结（关节）和肌肉3个系统。运动系执行支持、保护和运动的功能。在运动过程中，骨是运动的杠杆，关节是运动的枢纽，肌肉是运动的动力。

第一章 骨骼系统

第一节 总 论

【课前导学】

案例：患者，女，5岁，爬山时不慎摔倒，右上肢前臂部受伤，疼痛，局部红肿。X线片显示：桡骨"青枝骨折"。

临床相关解剖学问题：①为什么称青枝骨折？常发生在哪些人群？②骨折后为什么能修复愈合？

一、实验目的

通过对标本、模型上结构的学习辨认，①掌握：骨的形态、分类和构造。②了解：骨的化学成分、物理性质及骨的可塑性。

二、实验标本和模型

（一）标本

全身骨架、分离全身骨、成人长骨两端纵切面、成人椎骨体纵切面、成人新鲜骨、儿童新鲜长骨两端纵切面或冠状切面、颅盖骨切面、脱钙骨。

（二）模型

全身骨架模型。

三、实验方法

通过观察，在标本或模型上辨认出相应的解剖学结构，并适当联系临床实践。

四、实验内容指导

成人骨共有206块，按其部位分为中轴骨（包括颅骨和躯干骨）及附肢骨（包括上肢骨和下肢骨）。

（一）骨的形态、分类

骨按照形态分为长骨、短骨、扁骨和不规则骨四类。在骨标本（图 1-1）上，观察并记忆如下结构：**长骨**、**短骨**、**扁骨**和**不规则骨**。

1. 长骨（long bone） 多位于四肢，呈长管状，分一体两端。中部为体，又称**骨干**，内有**髓腔**，容纳骨髓。两端膨大称**骺**，表面有光滑的**关节面**；骨干与骺邻接的部分称**干骺端**（黄色虚线所示）。幼年时，骨干与骺之间借**骺软骨**相连；成年后，骺软骨骨化成为**骺线**（图 1-1c）。

2. 短骨（short bone） 形似立方体，位于连接牢固且有一定灵活性的部位，如手的腕骨和足的跗骨（图 1-1d）。

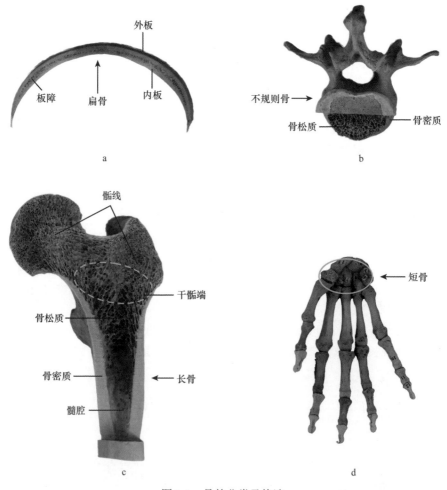

图 1-1　骨的分类及构造

3. 扁骨（flat bone） 呈板状，参与围成体腔，可保护脏器，如颅盖骨、肋骨等（图 1-1a）。

4. 不规则骨（irregular bone）　形状不规则，如椎骨（图 1-1b）。有些不规则骨内有含气的空腔，称**含气骨**，如上颌骨和额骨等。

（二）骨的构造

骨由**骨质**（osseous substance）、**骨膜**（periosteum）和**骨髓**（bone marrow）构成，并有血管和神经分布。在成人长骨冠切面（图 1-1c）和椎骨体冠切面（图 1-1b）标本上，观察并记忆如下结构：外层的**骨密质**和内层的**骨松质**；在颅盖骨标本（图 1-1a）上，观察并记忆如下结构：**内板**、**外板**及**板障**。

人一生中拥有两种骨髓，即红骨髓和黄骨髓。胎儿、幼儿的骨髓均为红骨髓，**红骨髓**具有造血功能，含有大量不同发育阶段的红细胞和其他幼稚型血细胞。**黄骨髓**见于 6 岁以后的长骨髓腔内，含大量的脂肪组织，失去造血活力。成人红骨髓主要分布于骨松质密集的部位，如长骨的两端、肋骨、胸骨和椎骨等处，这些部位的红骨髓可终生保持。临床上常在髂结节、髂后上棘和胸骨等处穿刺取样检查骨髓。

（三）骨质的化学成分及物理特性

骨质的化学成分包括有机质和无机质。在脱钙骨标本（图 1-2）上，可看到打结的肋骨，这是由于将肋骨浸泡在酸性溶液中，骨中的无机质成分被去除，只余有机质成分，因此使坚硬的肋骨变得柔软。

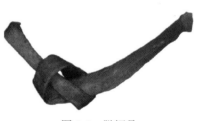

图 1-2　脱钙骨

随着年龄的变化，骨中的无机质与有机质的比例不断变化。年龄越小有机质比例越高，年龄越大无机质比例则越高。因此，年幼者的骨易变形，年长者的骨易发生骨折。

五、课后思考与讨论

1. 讨论骨的形态分类。

2. 结合新鲜骨的标本讨论骨的构造。

3. 讨论老年人易骨折的原因及骨折后修复愈合的主要因素。

【课前导学问题解答】

解答：①青枝骨折是指骨质和骨膜出现皱褶或部分断裂，常有成角、弯曲畸形，有时不明显，或仅有劈裂，类似于青嫩的树枝被折断状的一类骨折，多见于儿童，常发生在四肢长骨骨干。因为幼儿骨的化学成分中有机质含量较高（无机质和有机质各占一半），故骨的弹性较大，柔软，易发生变形，骨折时折而不断。②骨膜内层分化有成骨细胞和破骨细胞，参与造骨，对骨的发生、生长、改造和修复有重要作用，成年后细胞静止，但骨损伤后仍可分化，重新造骨，修复缺损；同时，骨内膜也有造骨的功能。

第二节 躯 干 骨

【课前导学】

案例：患者，男，43岁，因为车祸从高速公路上摔下，昏迷不醒，担架救护时，医生强调说"应托平他的头部，禁止左右转动或扭动"，就近医院抢救及治疗。X线片显示，第2颈椎齿突骨折。

临床相关解剖学问题：①如何搬运颈椎骨折的患者？为什么这样做？②骨质增生有时为什么会导致肩、上肢、腰及腿的疼痛？

一、实验目的

通过对标本、模型上结构的学习辨认，①掌握：躯干骨的组成、数目和各骨的位置；椎骨的基本形态和各部椎骨的主要特征；真肋、假肋、浮肋和肋弓的概念；胸骨的形态和分部，胸骨角的位置、形态和临床意义。②了解：肋骨的一般形态和第1肋骨的形态特征。

二、实验标本和模型

（一）标本

分离的颈椎骨（寰椎、枢椎、隆椎及其他颈椎）、胸椎、腰椎、骶骨、尾骨、胸骨、第1肋骨、第2肋骨及其他肋骨。

（二）模型

全身骨架模型、脊柱模型。

三、实验方法

通过观察，在标本或模型上辨认出相应的解剖学结构，并适当联系临床实践。

四、实验内容指导

躯干骨由椎骨、12对肋和1块胸骨组成。椎骨包括颈椎7块、胸椎12块、腰椎5块、骶骨1块（5块骶椎融合而成）、尾骨1块（4～5块尾椎融合而成）。

（一）椎骨

1.椎骨的基本形态 椎骨（vertebra）由**椎体**、**椎弓**和**突起**三部分构成。在椎骨侧面观标本（图1-3）上，观察并记忆如下结构：前方短圆柱形的**椎体**、后方的**椎弓**及椎弓上伸出的**横突**、**棘突**、**上关节突**、**下关节突**。椎弓前部缩窄与椎体相连的为**椎弓根**，其上、下缘为**椎上切迹**、**椎下切迹**；后部较宽的为**椎弓板**（图1-9，图1-10）。在椎间孔及椎管标本（图1-4）上，观察并记忆如下结构：由上、下椎弓根围成的**椎间孔**（红色虚线所示），椎体和椎弓共同围成的**椎孔**及各部椎孔相连成的**椎管**（黄色虚线所示）。

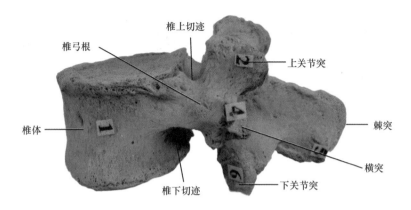

图 1-3 椎骨（侧面观）

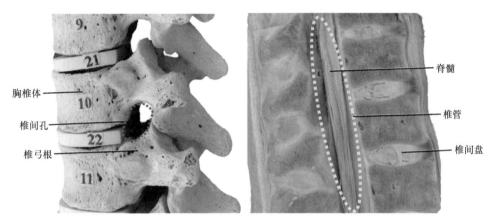

图 1-4 椎间孔及椎管

2. 各部椎骨的主要特征

（1）**颈椎**（cervical vertebra）：椎体小，椎孔大。在颈椎标本（图 1-5 ～图 1-8）上，观察并记忆如下结构：横突根部的**横突孔**；第 6 颈椎横突末端前方的**颈动脉结节**。此外，第 1、2、7 颈椎的形态又各有不同：①第 1 颈椎又名**寰椎**（atlas），是"三无产品"，即无椎体、棘突和关节突。在其标本（图 1-5）上，观察并记忆如下结构：**前弓、后弓、侧块**；前弓后面正中的**齿突凹**，侧块上的**上、下关节面**。②第 2 颈椎又名**枢椎**，在其标本（图 1-6）上，观察并记忆如下结构：由椎体向上伸出的**齿突**。③第 7 颈椎又名**隆椎**，在其标本（图 1-8）上可看到：其棘突长，末端不分叉，活体易于触及，常作为计数椎骨序数的标志。

（2）**胸椎**（thoracic vertebra）：椎体呈心形。在胸椎标本（图 1-9）上，观察并记忆如下结构：椎体的后外侧上、下缘的**上、下肋凹**；横突末端前面的**横突肋凹**。胸椎棘突细长向后下方倾斜，彼此掩盖成叠瓦状。

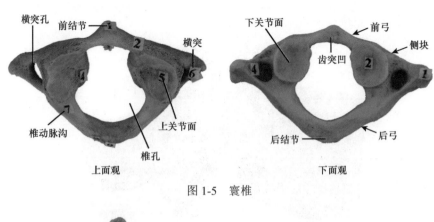

横突孔　前结节　　　　　　横突　　　　　下关节面　　　　前弓　　侧块

椎动脉沟　　　　上关节面　　　齿突凹　　　　　　后结节　后弓

椎孔

上面观　　　　　　　　　　　　　下面观

图 1-5　寰椎

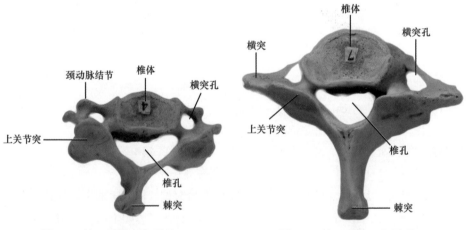

横突孔　　　椎体　　　　　　　　　　　齿突

椎孔　　　　　上关节突

椎弓　　　下关节突　　　　　　　　　齿突

棘突

下面观　　　　　　　　　　　　　　侧面观

图 1-6　枢椎

颈动脉结节　椎体　　　横突孔　　　　　　　横突　椎体　横突孔

上关节突　　　　　　　　　　　　　　上关节突　　　椎孔

椎孔　　　　　　　　　　　　　　　　　　　棘突

棘突

图 1-7　第 4 颈椎（上面观）　　　　　图 1-8　第 7 颈椎（上面观）

（3）**腰椎**（lumbar vertebra）：椎体大，呈肾形。在腰椎标本（图 1-10）上，观察并记忆如下结构：腰椎关节突的关节面呈矢状位，棘突扁短呈板状，水平伸向后方。

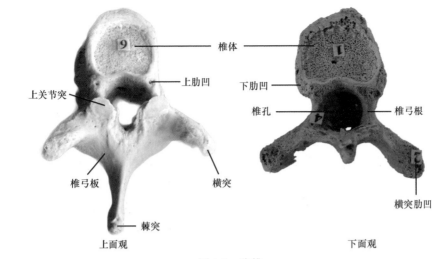

椎体

上肋凹

上关节突

椎弓板

横突

棘突

上面观

下肋凹

椎孔

椎弓根

横突肋凹

下面观

图 1-9 胸椎

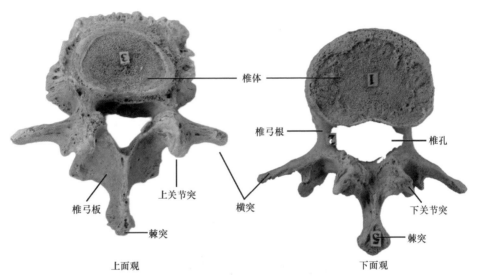

椎体

椎弓根

椎孔

横突

上关节突

下关节突

椎弓板

棘突

棘突

上面观

下面观

图 1-10 腰椎

（4）**骶骨**（sacrum）：由 5 块骶椎融合而成，呈倒置的三角形。在骶骨标本（图 1-11）上，观察并记忆如下结构：底前缘中份向前突的**岬**（promotory）；骶骨前面的 4 对**骶前孔**、背面的 4 对**骶后孔**、内部的**骶管**（sacral canal）；骶骨背面下部的**骶管裂孔**（sacral hiatus），裂孔两侧的**骶角**（sacral cornu）。骶角是骶管麻醉的进针标志。骶骨两侧的**耳状面**，与髂骨耳状面相关节。

（5）**尾骨**（coccyx）：由 4 ～ 5 块退化尾椎长合而成，在尾骨标本（图 1-11）上可见，尾骨上接骶骨，下端游离。

（二）肋

肋（rib）由肋骨和肋软骨组成，共 12 对。在 12 对肋全貌标本（图 1-12）上，观察并记忆如下结构：第 1 ～ 7 对肋前端借助肋软骨连于胸骨称**真肋**。第 8 ～ 10 对肋前端不直接与胸骨相连称**假肋**，借肋软骨连于上位肋软骨，形成**肋弓**（costal arch，黄色曲线所示）。第 11、12 对肋前端游离称**浮肋**。

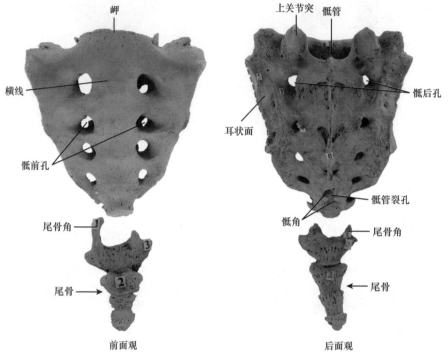

前面观　　　　　　　　　　　　后面观

图 1-11　骶骨和尾骨

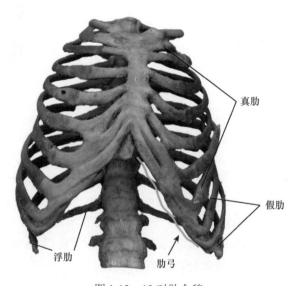

图 1-12　12 对肋全貌

1. 肋骨（costal bone） 在分离肋骨标本（图 1-13）上，观察并记忆如下结构：肋骨后端膨大的**肋头**；肋头外侧变细的**肋颈**；肋颈后外方突起的**肋结节**；其余部为**肋体**，体的后份急转处为**肋角**。肋体内面下缘处的浅沟为**肋沟**。

第 1 肋骨形态不同于其他肋骨，在其标本（图 1-13）上，可见第 1 肋骨短而扁宽，分上、下两面和内、外两缘，无肋角和肋沟。上面约中部近内缘处，有**前斜角肌结节**；结节的前后方分别有**锁骨下静脉沟**和**锁骨下动脉沟**，有同名血管通行。第 11、12 肋骨为"三无产品"，即无肋结节、肋颈和肋角。

2. 肋软骨（costal cartilage） 为透明软骨，除第 1 肋软骨之外，其他终生不骨化。

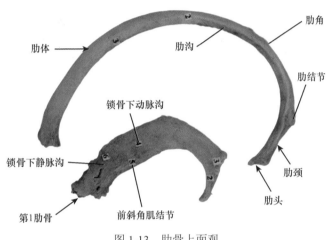

图 1-13 肋骨上面观

（三）胸骨

胸骨（sternum）为扁骨，自上而下分为**胸骨柄、胸骨体**和**剑突**三部分。在胸骨标本（图 1-14）上，观察并记忆如下结构：柄上缘凹陷的**颈静脉切迹**；柄、体连结处形成微向前隆起的**胸骨角**（sternal angle），角两侧凹陷的第 2 肋切迹；体两侧的第 3 ~ 7 肋切迹；体下方的**剑突**，剑突下端游离。

五、课后思考与讨论

1. 结合标本模型讨论躯干骨的组成及椎骨的一般形态结构。

2. 讨论颈椎、胸椎、腰椎、骶椎形态的不同特点。

【课前导学问题解答】

解答：①搬运颈椎骨折的患者，应托平患者头部，禁止左右转动或扭动，以防患者由于已是第 2 颈椎齿突骨折，进一步可能损伤脊髓，造成高位截瘫。②椎骨的骨质增生，会引起椎管狭窄或椎间孔狭窄，压迫脊神经，导致肩及上肢痛或腰与下肢痛。

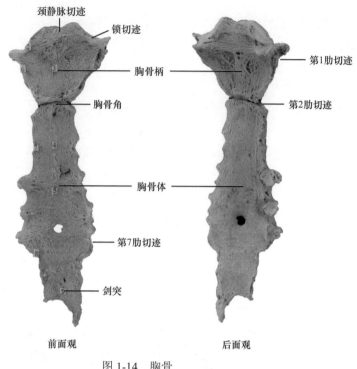

图 1-14 胸骨

第三节 上 肢 骨

【课前导学】

案例：患者，女，53 岁，骑自行车时摔倒，左侧上肢着地，后感觉左肩部疼痛并活动受限。紧急去医院就诊，行 X 线片检查，结果显示：肱骨外科颈骨折。

临床解剖学问题：为什么临床上患者肱骨外科颈容易发生骨折？

一、实验目的

通过对标本、模型上结构的学习辨认，①掌握：上肢骨的组成和位置；锁骨、肩胛骨、肱骨、尺骨和桡骨的位置和形态。②熟悉：腕骨的组成及排列顺序。③了解：掌骨和指骨的形态。

二、实验标本和模型

（一）标本

锁骨、肩胛骨、肱骨、尺骨、桡骨，手骨骨架。

（二）模型

全身骨架模型，手骨骨架模型。

三、实验方法

通过观察，在标本或模型上辨认出相应的解剖学结构，并适当联系临床实践。

四、实验内容指导

上肢骨由上肢带骨和自由上肢骨组成。上肢带骨包括锁骨和肩胛骨；自由上肢骨包括肱骨、桡骨、尺骨及手骨（腕骨、掌骨、指骨）。

（一）上肢带骨

1. 锁骨（clavicle） 位于胸廓前上方，呈"⌒"形，在锁骨标本（图 1-15）上，观察并记忆如下结构：内侧粗大的**胸骨端**，外侧扁平的**肩峰端**；上面光滑，下面粗糙。锁骨对固定上肢、支持肩胛骨便于上肢灵活运动起重要作用。锁骨中、外 1/3 交界处易发生骨折。

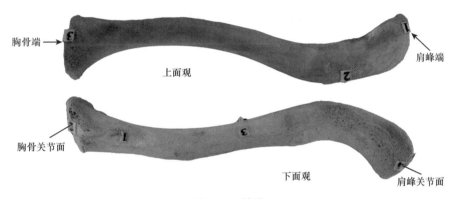

图 1-15 锁骨

2. 肩胛骨（scapula） 位于胸廓后外侧的上份，为三角形扁骨，可分为上缘、内侧缘和外侧缘 3 个缘，上角、下角和外侧角 3 个角，以及前面和后面 2 个面。在肩胛骨标本（图 1-16）上，观察并记忆如下结构：上缘外侧份有凹陷的**肩胛切迹**，切迹外侧形似指状突起的**喙突**。外侧角肥大，有稍凹陷的**关节盂**，盂上、下各有一个粗糙隆起的**盂上结节**、**盂下结节**。**上角**平对第 2 肋，**下角**约平对第 7 肋或第 7 肋间隙。前面又称肋面，有凹陷的**肩胛下窝**；后面又称背面，有横行隆起的**肩胛冈**，冈上、下方分别为**冈上窝**、**冈下窝**，外侧端为扁平的**肩峰**。

（二）自由上肢骨

1. 肱骨（humerus） 为典型的长骨。在肱骨标本（图 1-17）上，观察并记忆如下结构：上端膨大的**肱骨头**、头周缘环绕的**解剖颈**，肱骨头外侧和前方的**肱骨大结节**和**肱骨小结节**，大、小结节向下分别延伸为**肱骨大结节嵴**、**肱骨小结节嵴**，大、小结节嵴之间的**结节间沟**。中部为**肱骨体**，上端与体的交界处稍细的部分为**外科颈**。体中上部外侧有**三角肌粗隆**，体后面有一由上内斜向下外的螺旋状**桡神**

经沟。下端内侧部有**肱骨滑车、内上髁、尺神经沟**，外侧部有**肱骨小头、外上髁**。下端的后面有**鹰嘴窝**，前面有**冠突窝**和**桡窝**。

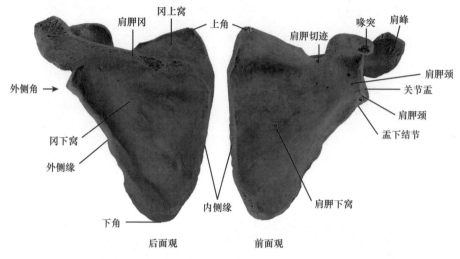

图 1-16　肩胛骨

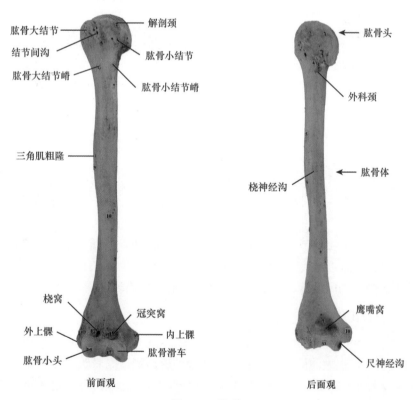

图 1-17　肱骨

2. 尺骨（ulna）　骨体呈三棱柱形。在尺骨标本（图 1-18）上，观察并记忆如下结构：上端前面凹陷的**滑车切迹**，切迹下方和后上方各有一突起，分别为**冠突**和**鹰嘴**，冠突外侧有**桡切迹**。尺骨下端为**尺骨头**，其后内侧向下的突起为**尺骨茎突**。

3. 桡骨（radius） 在桡骨标本（图 1-18）上，观察并记忆如下结构：上端膨大的**桡骨头**，头上面有**关节凹**，周围有**环状关节面**，头下方稍细的为**桡骨颈**，颈下方前内侧有粗糙的**桡骨粗隆**。下端内侧面有**尺切迹**，下面有凹陷的**腕关节面**，外侧有向下突出的**桡骨茎突**。

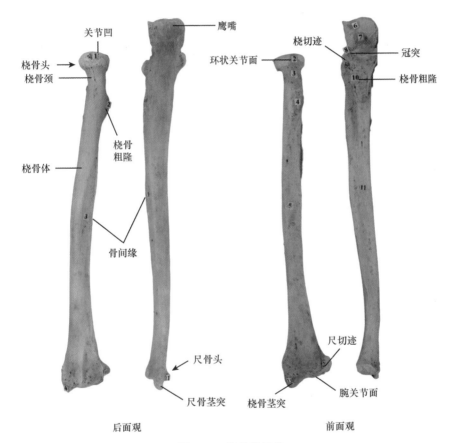

图 1-18 桡骨和尺骨

4. 手骨 包括 8 块**腕骨**、5 块**掌骨**、14 节**指骨**。

（1）腕骨（carpal bones）：在手骨标本（图 1-19）上，观察并记忆如下结构：近侧列为桡侧向尺侧的**手舟骨、月骨、三角骨**和**豌豆骨**，远侧列为桡侧向尺侧的**大多角骨、小多角骨、头状骨**和**钩骨**，全部腕骨掌侧面形成纵行凹陷即**腕骨沟**。

（2）掌骨（metacarpal bones）：由外侧向内侧依次为第 1～5 掌骨。在手骨标本（图 1-19）上，可见其近侧端为**底**，中间为**体**，远侧端为**头**。

（3）指骨（phalanges of fingers）：除拇指外，其余均 3 节。在手骨标本

（图 1-19）上，由近侧至远侧依次为近节、中节和远节指骨。每节都分**底**、**体**、**头**三部分。

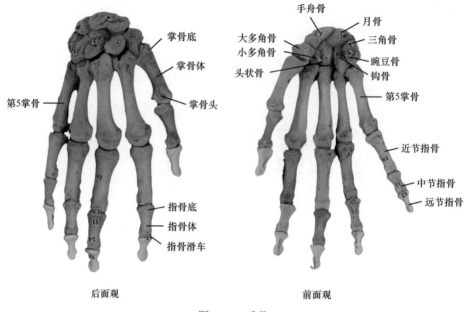

图 1-19　手骨

后面观　　　　　　　　　　前面观

五、课后思考与讨论

1. 讨论肩胛骨、锁骨的位置形态。

2. 讨论肱骨的形态结构，指出其易发生骨折的部位。

3. 讨论尺骨和桡骨的位置关系，比较两骨的形态特点。

4. 讨论腕骨的排列方式。

【课前导学问题解答】

解答：肱骨外科颈位于肱骨上端与肱骨体的交界处，此处为头部骨松质与干部骨密质交界的部位，而且较细，因此临床上肱骨上段骨折多发生在此处。

第四节　下　肢　骨

【课前导学】

案例：患者，女，78 岁，走路不慎摔倒，右侧髋部感觉疼痛无法站立。由家人送入医院就诊，X 线片检查结果显示：右侧股骨颈骨折。

临床解剖学问题：老年人为什么易发生股骨颈骨折？

一、实验目的

通过对标本、模型上结构的学习辨认，①掌握：下肢骨的组成和位置；髋骨的位置、分部和形态；股骨、胫骨和腓骨的形态结构。②熟悉：跗骨的排列及主要形态特征。③了解：髌骨的位置和形态；距骨和趾骨的数目、排列和形态。

二、实验标本和模型

（一）标本

髋骨、骶骨、尾骨，股骨、髌骨、胫骨、腓骨，足骨骨架。

（二）模型

全身骨架模型，骨盆模型，足骨模型。

三、实验方法

通过观察，在标本或模型上辨认出相应的解剖学结构，并适当联系临床实践。

四、实验内容指导

下肢骨由下肢带骨和自由下肢骨组成，每侧下肢骨31块，共62块。下肢带骨即髋骨；自由下肢骨包括股骨、胫骨、腓骨、髌骨、足骨。

（一）下肢带骨

下肢带骨即**髋骨**（hip bone），为不规则骨，由**髂骨**、**坐骨**和**耻骨**三者融合而成（图1-20中红色虚线为三骨融合处）。在髋骨标本（图1-20）上，观察并记忆如下结构：髋骨外侧面由**髂骨体**、**坐骨体**和**耻骨体**融合形成的深窝为**髋臼**（acetabulum），髋臼周围半月形的关节面为**月状面**，窝中央无关节面的部分为**髋臼窝**，髋臼下缘边缘缺口为**髋臼切迹**。由坐骨和耻骨围成的孔为**闭孔**，闭孔上缘（耻骨上支下缘）有**闭孔沟**。

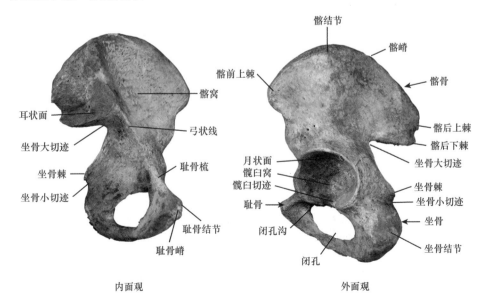

图1-20 髋骨

1. 髂骨（ilium） 位于髋骨的后上部，分体和翼两部分。在髂骨标本（图1-20）上，观察并记忆如下结构：髂骨翼内侧面为**髂窝**，窝的后下方有一斜行隆起的**弓状线**，线的后上方有**耳状面**，与骶骨的耳状面相关节。髂骨翼上缘为**髂嵴**，两侧髂嵴最高点连线平第4腰椎棘突，可作为腰椎穿刺的定位标志。**髂嵴**前端为**髂前上棘**，其后端为**髂后上棘**，髂前上棘向后5～7cm处向后外的突起为**髂结节**。

2. 坐骨（ischium） 位于髋骨后下部，分体和支两部。在髋骨标本（图1-20）上，观察并记忆如下结构：坐骨体下份后部肥厚粗糙的**坐骨结节**。坐骨体后缘有**坐骨棘**，其上、下方分别有**坐骨大切迹**、**坐骨小切迹**。

3. 耻骨（pubis） 位于髋骨前下部，分体和上、下两支。在髋骨标本（图1-20）上，观察并记忆如下结构：上支的上缘锐薄为**耻骨梳**，向前终于**耻骨结节**。耻骨上、下支移行部的内侧有椭圆形的**耻骨联合面**。

（二）自由下肢骨

自由下肢骨包括股骨、髌骨、胫骨、腓骨、跗骨、跖骨和趾骨。后三部合称足骨。

1. 股骨（femur） 是人体最粗最长的长骨，在股骨标本（图1-21）上，观察并记忆如下结构：上端球形膨大的**股骨头**，其近中央处有股骨头凹，头外下侧较细的**股骨颈**，颈、体交界处上外侧隆起的**大转子**，下内侧隆起的**小转子**。大、小转子间前面有**转子间线**，后面有**转子间嵴**。下端有两个膨大，内侧的为**内侧髁**，外侧的为**外侧髁**，两髁之间的凹陷为**髁间窝**。内、外侧髁侧面的突起分别是**内、外上髁**，内上髁上有一

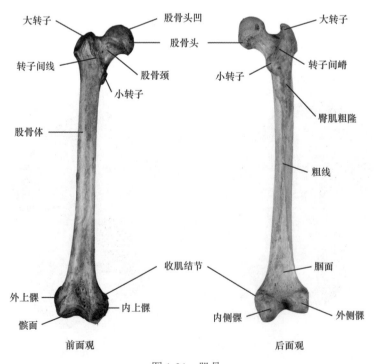

图 1-21 股骨

小突起是**收肌结节**。股骨体呈圆柱形，后面纵行的骨嵴为**粗线**，粗线上端分叉，向上外侧延为**臀肌粗隆**，下端也分两线，两线间的三角形区称**腘面**。

2. 髌骨（patella） 是人体最大的一块籽骨，位于膝关节前方，包于股四头肌腱内，略呈三角形，在髌骨标本（图1-22）上，可见上方较宽的**髌底**，下方较窄的**髌尖**；前面粗糙，后面有光滑的关节面。

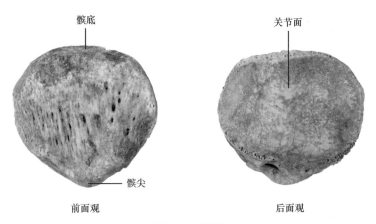

图 1-22 髌骨

3. 胫骨（tibia） 在小腿骨标本（图1-23）上，观察并记忆如下结构：上端

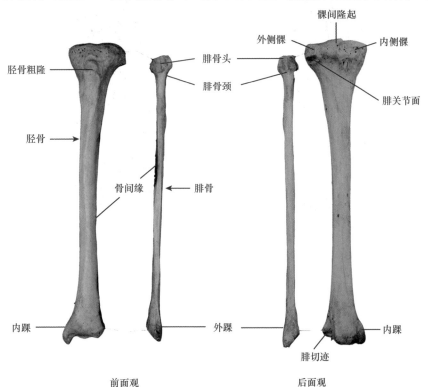

图 1-23 小腿骨

两个膨大分别是**内侧髁**和**外侧髁**，外侧髁的后下面有平坦的**腓关节面**，两髁上关节面之间的骨性隆起为**髁间隆起**。体为三棱柱形，上端与体移行处的前面有**胫骨粗隆**，体的外侧缘为**骨间缘**，前缘与内侧面位于皮下，体表均可触及。下端内侧向下伸出的膨大为**内踝**，下端下面和内踝外侧面的关节面与距骨滑车相关节；下端外侧面有凹陷的**腓切迹**，与腓骨相连。

4. 腓骨（fibula）　在腓骨标本（图 1-23）上，观察并记忆如下结构：上端膨大的**腓骨头**，头下方较细的**腓骨颈**。体内侧缘的**骨间缘**，下端膨大的**外踝**。

5. 跗骨（tarsal bones）　属短骨，有 7 块，分前、中、后列。在足骨标本（图 1-24）上，观察并记忆如下结构：后列上方的**距骨**和下方的**跟骨**，距骨上面的**距骨滑车**，跟骨后端膨大的**跟骨结节**。中列为位于距骨前方的**足舟骨**，其内下方的隆起为**舟骨粗隆**。前列由内向外依次为**内侧楔骨**、**中间楔骨**、**外侧楔骨**及**骰骨**。

6. 跖骨（metatarsal）　属长骨，有 5 块。在足骨标本（图 1-24）上，观察并记忆如下结构：跖骨由后端向前端依次为**底**、**体**、**头**。第 5 跖骨底外侧突向后的部分是**第 5 跖骨粗隆**。

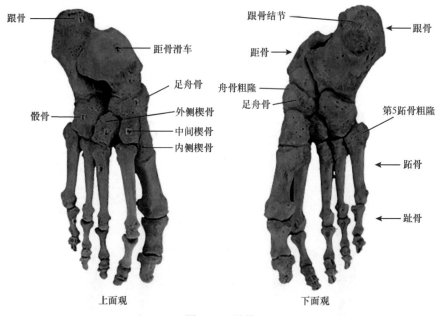

图 1-24　足骨

7. 趾骨（phalanges of tose）　属长骨，共 14 块。各趾骨的名称结构分部均与指骨类同。

五、课后思考与讨论

1. 讨论下肢骨的组成。

2. 讨论比较上肢骨与下肢骨形态结构之间的相似及不同之处。

3. 描述髋骨、股骨及胫骨的形态结构。

4. 描述足骨的组成及跗骨的排列方式。

【课前导学问题解答】

解答：流行病学研究发现老年人股骨颈骨折发生率很高，主要原因是老年人骨中无机质占的比例比正常人更大，故骨的脆性较大，易发生骨折。

第五节 颅 骨

【课前导学】

案例：患者，男，18 岁，骑自行车下坡，突然刹车闸，向前摔倒，头侧面着地，昏迷不醒。紧急送医院就诊，颅脑 CT 显示：翼点部位有骨折，硬膜外有血肿，需立即开颅手术。

临床相关解剖学问题：为什么翼点（太阳穴）易发生骨折，形成颅内血肿危及生命？

一、实验目的

通过对标本、模型上结构的学习辨认，①掌握：脑颅骨和面颅骨中各骨的名称、位置及基本形态结构；颅底内面的形态；眶的位置、形态及通连；鼻旁窦的位置和开口；颅囟的概念。②熟悉：颅的组成、分部和形态；颅底外面的形态；颅盖内、外面的形态；骨性鼻腔的位置、形态和通连；骨腭的构成；各囟的位置、结构特征。③了解：骨性口腔的围成；新生儿颅的特征。

二、实验标本和模型

（一）标本

整颅骨、颅底、颅盖；分离颅骨：额骨、顶骨、枕骨、筛骨、颞骨、蝶骨、上颌骨、下颌骨。

（二）模型

全身骨架模型，整颅骨模型。

三、实验方法

通过观察，在标本或模型上辨认出相应的解剖学结构，并适当联系临床实践。

四、实验内容指导

颅由 23 块颅骨组成（不包括 3 对听小骨），除下颌骨和舌骨外，各骨连结紧密。颅骨包括脑颅骨和面颅骨两部分，脑颅骨位于后上方，围成颅腔，容纳保护脑；面颅骨位于前下方，形成面部的基本轮廓，围成骨性骨、口腔和鼻腔。

（一）脑颅骨

脑颅骨共 8 块，围成颅腔，容纳脑。在颅的标本（图 1-25 ～图 1-27）上，观察并记忆如下结构：**顶骨、颞骨、额骨、蝶骨、枕骨、筛骨**。

（二）面颅骨

面颅骨共 15 块，构成眶、鼻腔、口腔和面部的骨性支架。在颅的标本（图 1-25，图 1-26）上，观察并记忆如下结构：**上颌骨、颧骨、鼻骨、泪骨、腭骨、下鼻甲、犁骨、下颌骨、舌骨**。

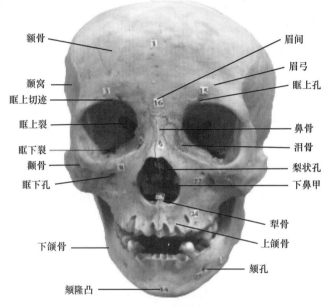

额骨　颞窝　眶上切迹　眶上裂　眶下裂　颧骨　眶下孔　下颌骨　颏隆凸　眉间　眉弓　眶上孔　鼻骨　泪骨　梨状孔　下鼻甲　犁骨　上颌骨　颏孔

图 1-25　颅前面观

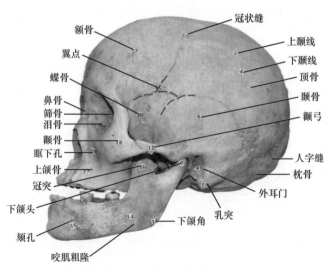

额骨　翼点　蝶骨　鼻骨　筛骨　泪骨　颧骨　眶下孔　上颌骨　冠突　下颌头　颏孔　咬肌粗隆　冠状缝　上颞线　下颞线　顶骨　颞骨　颧弓　人字缝　枕骨　外耳门　乳突　下颌角

图 1-26　颅侧面观

（三）分离的脑颅骨

1. 额骨（frontal bone）　呈蟹壳形，在额骨标本（图1-27）上，观察并记忆如下结构：上部的**额鳞**，下部水平伸向后方的**眶部**，两侧眶部之间的**鼻部**，额骨前下部含气腔的**额窦**。

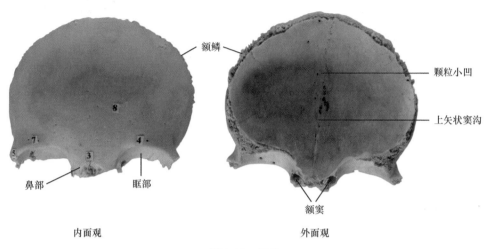

图 1-27　额骨

2. 顶骨（parietal bone）　成对，位于颅顶中部，为外凸的方形扁骨，在顶骨标本（图1-28）上，观察并记忆如下结构：顶骨内面的**脑膜中动脉沟**。

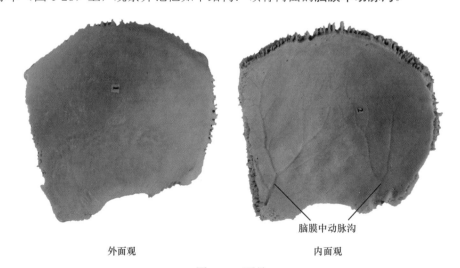

图 1-28　顶骨

3. 枕骨（occipital bone）　位于颅的后部，呈瓢状，在枕骨标本（图1-29）上，观察并记忆如下结构：中部的**枕骨大孔**，孔前方的**枕骨基底部**，后方的**枕鳞**，两侧的侧部，侧部下方的**枕髁**。

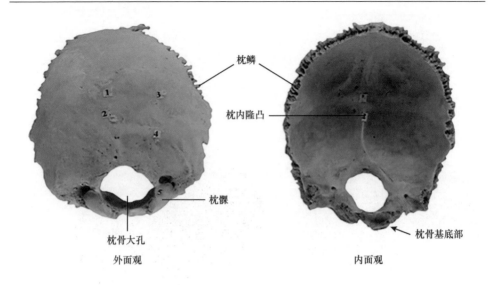

枕鳞

枕内隆凸

枕髁

枕骨基底部

枕骨大孔

外面观　　　　　　　　　内面观

图 1-29　枕骨

4. 筛骨（ethmoid bone）　位于颅底前部中央、鼻腔上部和两眶之间。在筛骨标本（图 1-30，图 1-36）上，观察并记忆如下结构：上面呈水平位多孔的**筛板**，正中矢状位伸向下方的**垂直板**，两侧下垂的**筛骨迷路**（黄色虚线所示）。迷路由薄骨片围成，内有很多小腔为**筛窦**。

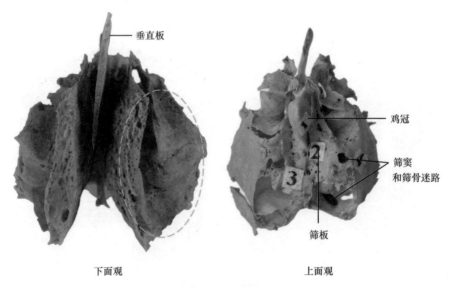

垂直板

鸡冠

筛窦和筛骨迷路

筛板

下面观　　　　　　　　　上面观

图 1-30　筛骨

5. 蝶骨（sphenoid bone）　位于颅底中部，形如展翅的蝴蝶，前接额骨和筛骨，后邻枕骨和颞骨。在蝶骨标本（图 1-31）上，观察并记忆如下结构：中央的**蝶骨体**，体向前上方伸出的**小翼**，向两侧伸出的**大翼**，体和大翼的结合处向下伸出的**翼突**。体内有一对含气空腔，为**蝶窦**。

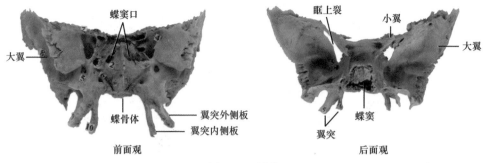

图 1-31 蝶骨

6. 颞骨（temporal bones） 成对，位于脑颅侧面，介于蝶、顶、枕三骨之间，形状不规则。在颞骨标本（图 1-32）上，观察并记忆如下结构：以外耳门为中心，上方为**鳞部**，鳞部外面由**颧突**围成颧弓；下方为**鼓部**，是弯曲的骨片，从前、下、后三面围绕外耳道；伸向前内侧嵌入颅底蝶、枕骨之间呈三棱锥体形的为**岩部**，岩部后下份为**乳突**。

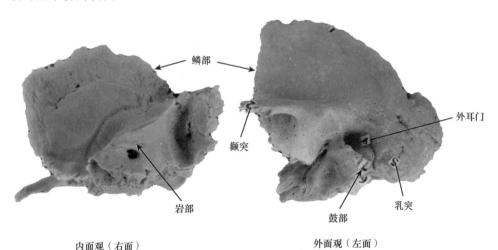

图 1-32 颞骨

（四）分离的面颅骨

1. 上颌骨（maxilla） 成对，位于面颅中部，鼻腔的两侧，眶与口腔之间。在上颌骨标本（图 1-33）上，观察并记忆如下结构：中部为上颌体，体内的空腔为**上颌窦**。体的上面构成眶下壁，内侧面构成鼻腔外侧壁，后外侧面构成颞下窝的前壁。从上颌体向前内上伸出**额突**，向下伸出**牙槽突**，向内侧伸出**腭突**，向外侧伸出**颧突**。

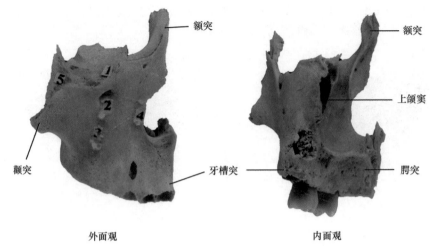

外面观   内面观

图 1-33　上颌骨（右侧）

2. 下颌骨（mandible）　　位于面颅下部，呈"U"形，分一体两支。在下颌骨标本（图 1-34）上，观察并记忆如下结构：弓形下颌体上缘的**牙槽弓**，容纳牙根；下缘为钝厚的**下颌底**。前（外）面正中有突向前方的**颏隆凸**，两侧各有一个**颏孔**；后（内）面近中线处有 2 对**颏棘**。体后部向后上方伸出**下颌支**，其上缘有 2 个突起，前方为**冠突**（黄色椭圆实线所示），后方为**髁突**（黄色虚线所示），两突之间为**下颌切迹**。髁突末端膨大为**下颌头**，上有关节面与颞骨的下颌窝相关节。头下为细的**下颌颈**。下颌支后缘与下颌底相交处为**下颌角**，下颌支内面近下颌角处的粗糙骨面为**翼肌粗隆**，外面的粗糙处为**咬肌粗隆**。下颌支内面中央有**下颌孔**，向前下经**下颌管**通**颏孔**。

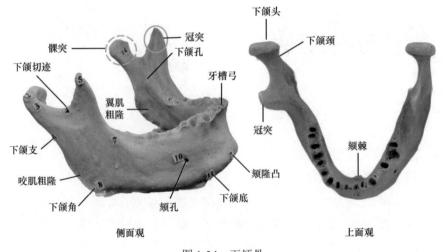

侧面观   上面观

图 1-34　下颌骨

3. 颧骨（zygomatic bone）　　位于眶外下方、呈菱形的颧骨，构成面颊上部

（图 1-25，图 1-26）。

4. 泪骨（lacrimal bone） 位于眶内侧壁的前部，是一对菲薄的方形小骨片（图 1-25）。

5. 鼻骨（nasal bone） 是构成鼻背的基础，呈狭长片状（图 1-25）。

6. 腭骨（palatine bone） 镶附在上颌骨的后方，呈"L"形，可分水平板和垂直板 2 部，分别构成骨腭和鼻腔外侧壁的后份（图 1-35）。

7. 下鼻甲（inferior nasal concha） 在颅骨标本（图 1-25）及鼻腔侧壁标本（图 1-36）上，识别并可见：附于上颌骨内侧面的一对薄且卷曲的骨片，即为下鼻甲。

8. 犁骨（vomer） 在犁骨标本（图 1-37）上，可见骨性鼻中隔后下份有一斜方形骨片，即为犁骨。

9. 舌骨（hyoid bone） 借韧带连于颞骨茎突，位于颈前方，呈蹄形，在舌骨标本（图 1-38）上，可见中部的**舌骨体**，由其向后伸出一对**大角**和向后上伸出一对**小角**。

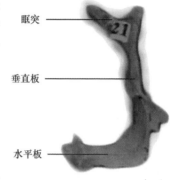

图 1-35 腭骨

（五）观察脑颅的整体结构

1. 颅盖 自颅盖的标本（图 1-25，图 1-26）上，观察并记忆如下结构：外面位于额骨与两侧顶骨之间的**冠状缝**，两顶骨之间的**矢状缝**及两侧顶骨与枕骨之间的**人字缝**；额骨眶上缘内侧半上方的**眉弓**，两侧额鳞上最隆凸的**额结节**，顶骨上

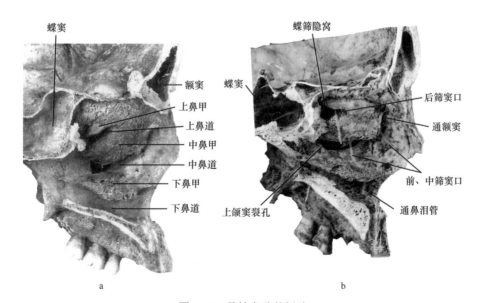

图 1-36 骨性鼻腔外侧壁

a. 鼻甲及鼻道；b. 切除部分鼻甲，示鼻旁窦及鼻泪管开口

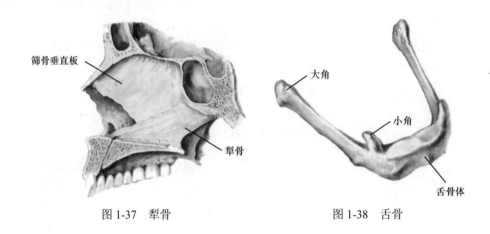

图 1-37　犁骨　　　　　　　　　　　图 1-38　舌骨

最隆凸的**顶结节**；内面正中纵行的**上矢状窦沟**，沟两侧数个凹陷的**颗粒小凹**及顶骨内面两侧的**脑膜中动脉沟**（图 1-27，图 1-28）。

2. **颅底**　由额骨、筛骨、蝶骨、枕骨和颞骨组成，分为内面和外面。

（1）颅底内面观：由前向后依次有颅前窝、颅中窝和颅后窝三个窝。

1）**颅前窝**（anterior cranial fossa）：由额骨眶部、筛骨的筛板和蝶骨小翼构成。在颅底内面标本（图 1-36）上，观察并记忆如下结构：正中线上由前向后的**盲孔**、**鸡冠**；鸡冠两侧**筛板**上的**筛孔**。

2）**颅中窝**（middle cranial fossa）：由蝶骨体和大翼、颞骨岩部前面和鳞部构成。在颅底内面标本（图 1-39）上，观察并记忆如下结构：中央的**蝶骨体**，体上面的**垂体窝**，窝前面骨隆起的**鞍结节**，其前方有**交叉前沟**，沟两侧有**视神经管**通眶。管口的后外侧有突向后外方的**后床突**。垂体窝后方板状突起为**鞍背**，鞍背两侧有**后床突**。窝两侧有前后方向的**颈动脉沟**，沟后端有**破裂孔**，向后外侧续于**颈动脉管内口**。颅中窝两侧蝶骨大翼和小翼之间有**眶上裂**通眶，大翼根部由前向后依次为**圆孔**、**卵圆孔**和**棘孔**。颞骨岩部尖端处有**三叉神经压迹**，其后外侧为**弓状隆起**，隆起的前外侧为**鼓室盖**。

3）**颅后窝**（posterior cranial fossa）：主要由枕骨和颞骨岩部后面构成。在颅底内面标本（图 1-39）上，观察并记忆如下结构：窝中央的**枕骨大孔**，其前上方为**斜坡**，后上方为**枕鳞**。孔前外缘有**舌下神经管内口**，后上有**枕内隆凸**，由此上延为**上矢状窦沟**，向两侧延为**横窦沟**，再转向前内下方移行为**乙状窦沟**，末端达**颈静脉孔**。岩部后面近中点处有**内耳门**，通**内耳道**。

（2）颅底外面观：在颅底外面标本（图 1-40）上，观察并记忆如下结构：前部 1/3 是**骨腭**，由上颌骨腭突和腭骨水平板构成。由前向后依次有**切牙孔**、**上颌骨腭突**、**腭骨水平板**，两侧的**腭大孔**、一对**鼻后孔**。后 2/3 由蝶骨、枕骨和颞骨下面构成，后部正中为**枕骨大孔**，两侧有**枕髁**，其前上方有**舌下神经管外口**。枕骨大孔前外方由前向后依次有**破裂孔**、**颈动脉管外孔**、**颈静脉孔**；后上方有**枕外隆凸**

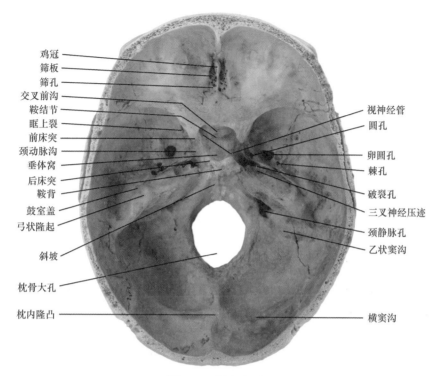

鸡冠
筛板
筛孔
交叉前沟
鞍结节
眶上裂
前床突
颈动脉沟
垂体窝
后床突
鞍背
鼓室盖
弓状隆起
斜坡
枕骨大孔
枕内隆凸

视神经管
圆孔
卵圆孔
棘孔
破裂孔
三叉神经压迹
颈静脉孔
乙状窦沟
横窦沟

图 1-39 颅底内面观

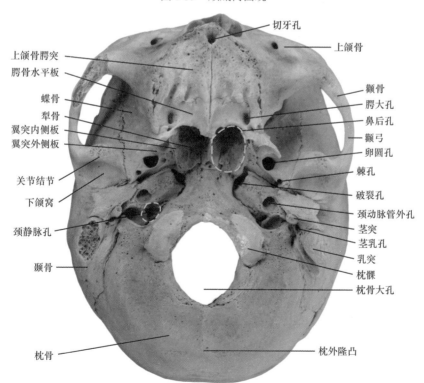

切牙孔
上颌骨
上颌骨腭突
腭骨水平板
蝶骨
犁骨
翼突内侧板
翼突外侧板
关节结节
下颌窝
颈静脉孔
颞骨
枕骨

颧骨
腭大孔
鼻后孔
颧弓
卵圆孔
棘孔
破裂孔
颈动脉管外孔
茎突
茎乳孔
乳突
枕髁
枕骨大孔
枕外隆凸

图 1-40 颅底外面观

及**枕鳞**。颅底的前外侧有**颧弓、下颌窝、关节结节**。

（六）面颅的整体结构

面颅的整体结构包括眶、骨性鼻腔、骨性口腔。

1. 眶（orbit） 左右成对，位于颅前窝下方，上颌骨体的上方及鼻腔两侧。在颅的标本（图1-25，图1-26）上，观察并记忆如下结构：眶上缘内、中1/3相交处有**眶上孔**或**眶上切迹**，眶下缘下方有**眶下孔**。眶上壁前部有**泪腺窝**；眶内侧壁前部有**泪囊窝**，其向下移行为**鼻泪管**，开口于**下鼻道**。眶下壁可见**眶下沟、眶下管、眶下孔**。眶上壁与外侧壁之间有**眶上裂**，向后通颅中窝。下壁与外侧壁之间有**眶下裂**，向后通颞下窝和翼腭窝。

2. 骨性鼻腔（bony nasal cavity） 位于两眶之间，面部的中央。在颅及骨性鼻腔标本（图1-25，图1-36，图1-37）上，观察并记忆如下结构：前方的**梨状孔**（图1-25），后方的**鼻后孔**（图1-40黄色虚线所示）。在图1-37中，可见由筛骨**垂直板**与犁骨构成的**骨性鼻中隔**；在图1-36a中，可见鼻腔外侧壁自上而下有**上鼻甲、中鼻甲**和**下鼻甲**，各鼻甲下方分别有**上鼻道、中鼻道**和**下鼻道**。在图1-36b中可见**鼻旁窦（副鼻窦）**开口情况，开口于中鼻道的有**额窦、上颌窦**和**筛窦前群、筛窦中群**；开口于上鼻道的有**筛窦后群**；**蝶窦**开口于蝶筛隐窝。

3. 骨性口腔 位于鼻腔下方，仅有上壁及前外侧壁。在颅骨标本（图1-25，图1-40）上，可见骨性口腔上壁为骨腭，由上颌骨腭突及腭骨水平板构成；前壁及两侧壁为上、下颌骨的牙槽及牙；下壁缺如，由软组织封闭。

（七）颞窝、颞下窝

1. 颞窝 位于颅侧方、颧弓上方。在颅骨标本（图1-26）上，观察并记忆如下结构：颞窝侧壁前下部有一"H"形的骨缝，为**翼点**（红色虚线所示），其内面有脑膜中动脉前支通过，临床上较为重要。

2. 颞下窝 位于颧弓下方、下颌支内侧，上颌骨后方。在颅骨标本（图1-26）上，识别并记忆其通连：颞下窝向上通颞窝，并经卵圆孔和棘孔与颅中窝相通；向前上经眶下裂通眶；向前内侧通翼腭窝。

（八）新生儿颅的特征

在新生儿颅标本（图1-41）上，观察并记忆如下特征：新生儿脑颅远大于面颅；颅盖各骨交角处间隙大，以膜相连，为**颅囟**，主要有**前囟、后囟、前外侧囟**和**后外侧囟**；其面颅中上、下颌骨与鼻旁窦未完全发育，故口鼻较小。

五、课后思考与讨论

1. 讨论并指出脑颅骨和面颅骨名称、位置。

2. 讨论颅前窝、颅中窝及颅后窝主要的孔、裂的名称及位置，临床颅底骨折会引起哪些部位脑脊液漏？

3.讨论翼点的形态结构特点及临床上此处易骨折并形成颅内血肿的原因。

4.讨论鼻旁窦的位置和开口。

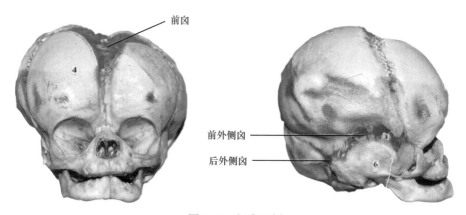

图 1-41　新生儿颅

【课前导学问题解答】

解答：翼点是额骨、顶骨、颞骨、蝶骨汇合处，骨质薄弱，内有脑膜中动脉前支通过。此处骨质薄弱，易骨折及伤及脑膜中动脉，形成硬膜外血肿。

（刘洪梅　刘亚南）

第二章 骨连结系统

第一节 总 论

【课前导学】

案例：患者，男，12 岁，玩耍时摔倒，肩部着地，后发现肩部疼痛、肿胀，肩关节活动受限。急诊入院就医，X 线片显示：肱骨头向前下方移位，诊断为肩关节前脱位。

临床解剖学问题：骨与骨之间是如何连在一起的？

一、实验目的

通过对标本、模型上结构的学习辨认，①掌握：关节的基本结构和辅助结构。②了解：骨连结的分类；直接连结的基本结构；关节的运动形式和分类。

二、实验标本和模型

（一）标本

颞下颌关节及其冠状切面，肩关节及其冠状切面，肘关节及其冠状切面，手关节及其冠状切面，髋关节及其冠状切面，膝关节外形及其内部结构，膝关节半月板上面观，足关节水平切面，距小腿关节与跗骨间关节及韧带，颅骨，脊柱，骶骨，骨盆。

（二）模型

全身骨架模型。

三、实验方法

通过观察，在标本或模型上辨认出相应的解剖学结构，并适当联系临床实践。

四、实验内容指导

骨与骨之间的连接装置称骨连结，按连结的方式可分为直接连结和间接连结。

1. 直接连结 在颅骨、脊柱（部分）、骶骨标本、骨盆等标本（图 2-1）上，观察并记忆如下结构：属于纤维连结的前纵韧带（属于韧带连结）及缝；属于软骨连结的耻骨联合与椎间盘（均为纤维软骨连结）；属于骨性结合的横线。

2. 间接连结 又称**关节**（joint），包括基本结构和辅助结构两部分。

（1）关节的基本结构：包括**关节面**（articular surface）、**关节囊**（articular capsule）和**关节腔**（articular cavity）。在髋关节内腔标本（图 2-2b）上，观察并记忆如下结构：股骨头与髋臼窝的关节面上被覆有**关节软骨**，多为透明软骨。在

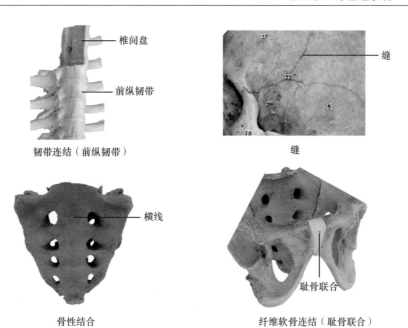

韧带连结（前纵韧带）

缝

骨性结合

纤维软骨连结（耻骨联合）

图 2-1　直接连结

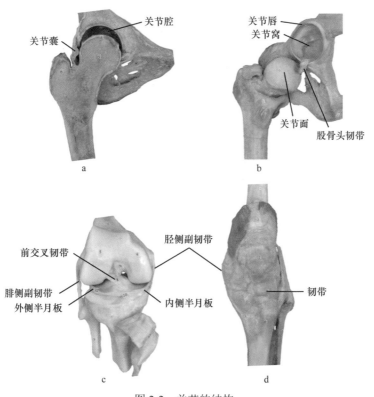

图 2-2　关节的结构

膝关节外形标本（图 2-2d）上，观察可见关节囊分别附着于股骨下端、胫骨上端和髌骨的周围，并分为外层的纤维膜和内层的滑膜。在膝关节标本（图 2-2a）中，观察可见介于关节囊与关节软骨之间的关节腔。滑膜能产生滑液，可增加润滑，且是关节软骨、半月板等新陈代谢的重要媒介。

（2）关节的辅助结构：包括**韧带**（ligament）、**关节唇**（articular labrum）、关节内纤维软骨（**关节盘和半月板**）、**滑膜襞**（synovial fold）和**滑膜囊**（synovial bursa）。在膝关节标本（图 2-2c，d）中，观察并记忆如下结构：**囊韧带**（胫侧副韧带）、**囊内韧带**（前交叉韧带）和**囊外韧带**（腓侧副韧带）。在髋关节内腔标本（图 2-2b）中，观察并记忆如下结构：髋臼周围有**关节唇**，又称**盂唇**。在膝关节内腔标本（图 2-2c）中，观察可见**内、外侧半月板**。在膝关节矢状面标本（图 2-3）中，观察并记忆如下结构：介于股四头肌腱与股骨之间的**髌上囊、翼状襞**。

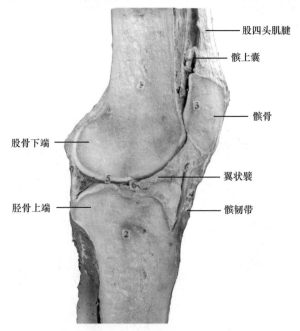

图 2-3　膝关节矢状面

（3）关节的运动和分类：在教师指导下，同学间相互熟悉各种运动形式。例如，沿冠状轴所做的**屈和伸**（flexion and extension）运动；沿矢状轴所做的**收和展**（adduction and abduction）运动；沿垂直轴所做的**旋转**（rotation）运动；沿冠状轴和矢状轴所做的**环转**（circumduction）运动；以及在一个平面所做的**滑动**（gliding）。

关节可按照运动轴的多少和关节面的形态分为：①只有一个运动轴的单轴关节，包括屈戌关节和车轴关节，如距小腿关节和肱尺关节；②有两个相互垂直的运动轴的双轴关节，包括椭圆关节和鞍状关节，如腕关节和拇指腕掌关节；③有三个互相垂直的运动轴的多轴关节，包括球窝关节和平面关节，如肩关节和肩锁关节。

五、课后思考与讨论

1. 构成关节的基本结构有哪些？
2. 关节在运动中保持稳固，必须具备的条件有哪些？

【课前导学问题解答】

解答：骨连结的方式有直接连结和间接连结两种。①直接连结包括纤维连结（韧带连结、缝）、软骨连结（透明软骨连结、纤维软骨连结）及骨性结合。②间接连结又称关节或滑膜关节，由关节的基本结构（关节面、关节囊、关节腔）及关节的辅助结构（韧带、关节内纤维软骨、关节唇及滑膜囊和滑膜襞）构成。

第二节 躯干骨的连结

【课前导学】

案例：患者，女，46岁，双手各拎一捆书，进行搬运，突然腰部疼痛难忍，疼痛放射到大腿。X线检查显示：第4腰椎间盘向后外侧突出。

临床解剖学问题：为什么临床上在承载过重或突然用力等情况下，会导致椎间盘突出？

一、实验目的

通过对标本、模型上结构的学习辨认，①掌握：椎体间的连结；黄韧带、棘间韧带和棘上韧带的位置；脊柱整体观的形态；胸廓的组成。②熟悉：椎间盘的位置和构成；寰、枢椎连结的组成和运动方式；脊柱的生理弯曲；胸廓上口和下口的围成及胸骨下角的概念。③了解：椎骨突起间的连结；脊柱的运动；肋与胸椎的连结及胸廓的运动方式；胸廓的整体观。

二、实验标本和模型

（一）标本

脊柱及韧带横切面和脊柱与韧带纵切面，寰枕关节和寰枢关节，肋椎关节，胸肋关节。

（二）模型

全身骨架模型，脊柱模型。

三、实验方法

在标本或模型上辨认出相应的解剖学结构，并适当联系简单的临床实际。

四、实验内容指导

躯干骨通过骨连结构成脊柱和胸廓。

（一）脊柱

脊柱的连结包括椎体间的连结，椎弓间的连结，突起间的连结和寰、枢椎间的连结。

1. 椎体间的连结 椎体借椎间盘、前纵韧带、后纵韧带相连结。在脊柱标本（图 2-4）上，观察并记忆如下结构：相邻椎体间的**椎间盘**，由中央的**髓核**和周边的**纤维环**构成（图 2-4a）。各椎体前方上起枕骨、下达第 1 或第 2 骶椎的**前纵韧带**（图 2-4b，d），以及椎体后方纵贯脊柱全长的**后纵韧带**（图 2-4c，d）。在椎弓间可见连结相邻两椎弓板的**黄韧带**，相邻棘突间的**棘间韧带**，棘突尖端的**棘上韧带和项韧带**，相邻横突间的**横突间韧带**（图 2-4d）。

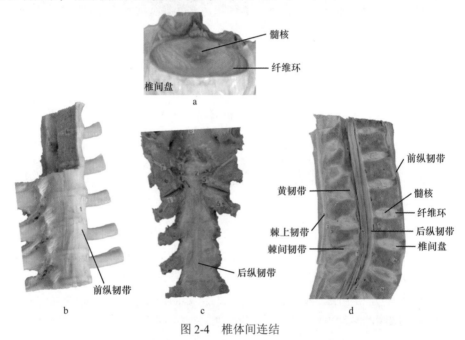

图 2-4　椎体间连结

2. 寰、枢椎间的连结 寰椎和枢椎间借寰枕关节、寰枢关节相连。在寰枕关节和寰枢关节标本（图 2-5）上，观察并记忆如下结构：**寰枕关节、寰枢关节**，后者又包括**寰枢正中关节、寰枢外侧关节**。

3. 脊柱整体观 在脊柱标本（图 2-6）上，观察并记忆如下结构：脊柱前面可见椎体自第 2 颈椎向下逐渐增大，从后面可见各部椎骨的棘突连贯成纵嵴。从脊柱模型上，可见脊柱的**颈曲、胸曲、腰曲、骶曲**等四个生理弯曲。脊柱除支持体重、保护内脏外，还可作前屈、后伸、侧屈和旋转运动。

（二）胸廓

胸廓（thoracic cage）由 12 块胸椎、12 对肋、1 块胸骨借肋椎关节和胸肋关节连结而成。

1. 肋椎关节 包括肋头关节和肋横突关节。在肋连结标本（图 2-7）上，观察

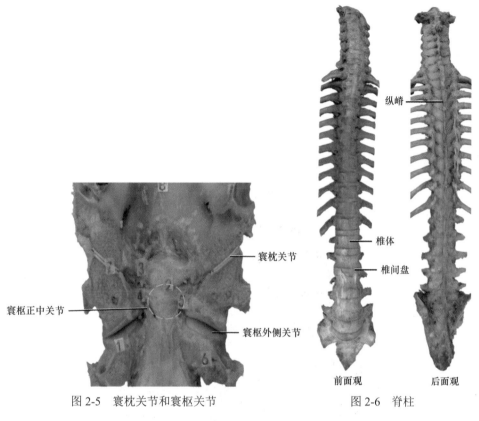

图 2-5 寰枕关节和寰枢关节

图 2-6 脊柱

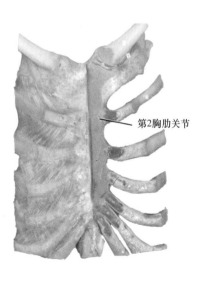

肋椎关节

胸肋关节

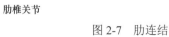

图 2-7 肋连结

并记忆如下结构：由肋头和与之相对应的胸椎体肋凹构成的**肋头关节**；由肋结节和与之相对应的横突肋凹构成的**肋横突关节**。

2. 肋与胸骨的连结 在胸廓标本（图 2-8）上，可见 1～7 肋软骨和相应胸骨的肋切迹构成**胸肋关节**。

3. 胸廓的整体观及其运动 在胸廓标本（图 2-8）上，可见成人胸廓前后径小、左右横径大，且有上、下两口和前、后、外侧壁。前壁最短、后壁较长、外侧壁最长。同时，观察并记忆如下结构：由胸骨柄上缘、第 1 肋和第 1 胸椎椎体围成的**胸廓上口**；由第 12 胸椎、第 11 及 12 对肋前端、肋弓和剑突围成的**胸廓下口**。

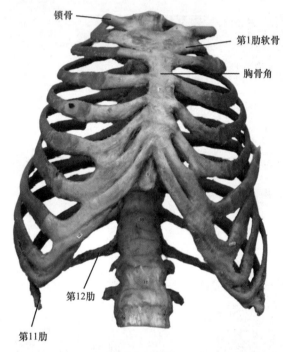

锁骨
第1肋软骨
胸骨角
第12肋
第11肋

图 2-8 胸廓

胸廓主要参与呼吸运动，吸气时，在肌作用下，肋的前部抬高，伴以胸骨上升，从而加大胸廓前后径；肋上抬时，肋体向外扩展，加大胸廓横径，使胸腔容积增大。呼气时正好相反。

五、课后思考与讨论

1. 椎骨通过哪些结构连结为脊柱？

2. 胸廓是如何连结而成的？

【课前导学问题解答】

解答：因为腰椎间盘的纤维环后份及后外侧较薄弱，当所受压力过大、弯腰过猛时，纤维环容易破裂，髓核向后方或后外侧脱出，突入椎管或椎间孔，压迫脊神经根而引起腰腿痛，临床称椎间盘突出症。

第三节　上肢骨的连结

【课前导学】

案例：幼儿，女，3 岁，妈妈领着孩子走路，孩子突然摔倒，妈妈顺势将孩子手臂向上拉起，孩子因肘部疼痛哭闹，活动受限。急诊入院，X 线片显示，桡骨头半脱位。

临床相关解剖学问题：为什么桡骨头脱位多见于幼童？

一、实验目的

通过对标本、模型上结构的学习辨认，①掌握：肩关节、肘关节、桡腕关节的构成及关节类型和特点。②熟悉：胸锁关节的构成和形态特点；喙肩弓的构成；手关节的名称；拇指腕掌关节构成、关节类型及运动方式。③了解：胸锁关节的运动方式；肩锁关节的构成；喙肩韧带的位置；前臂骨连结的名称及前臂骨间膜的临床特点；其他手关节的形态特点及运动方式。

二、实验标本和模型

（一）标本

肩关节及其冠状切面，肘关节及其冠状切面，手关节及其冠状切面。

（二）模型

全身骨架模型。

三、实验方法

通过观察，在标本或模型上辨认出相应的解剖学结构，并适当联系临床实践。

四、实验内容指导

上肢骨的连结包括上肢带骨的连结和自由上肢骨的连结。

（一）上肢带骨的连结

上肢带骨的连结包括胸锁关节、肩锁关节和喙肩韧带。在胸廓前壁标本（图 2-8）上，观察并记忆如下结构：由锁骨的胸骨端和胸骨的锁切迹及第 1 肋软骨的上面构成的**胸锁关节**（sternoclavicular joint），它是上肢骨与躯干骨连结的唯一关节，属多轴关节，可做 3 个轴向运动。在肩关节标本（图 2-9）上，观察并记忆如下结构：由锁骨肩峰端与肩峰的关节面构成的**肩锁关节**（acromioclavicular joint），属于平面关节。连于肩胛骨的喙突与肩峰之间的**喙肩韧带**（coracoacromial ligment），它与喙突、肩峰共同构成**喙肩弓**，架于肩关节上方，有防止肱骨头向上脱位的作用。

（二）自由上肢骨的连结

自由上肢骨的连结包括肩关节、肘关节、前臂骨连结及手关节。

1. 肩关节（shoulder joint） 由肱骨头与肩胛骨的关节盂构成，是典型的球窝关节。在肩关节标本（图2-9）上，观察并记忆如下特点：肩关节囊上方附于关节盂周缘，下方附着于肱骨解剖颈；关节囊下壁薄弱，肱二头肌长头腱穿入关节囊。在肩关节内腔标本（图2-10）上，观察可见关节盂周缘有纤维软骨构成的**盂唇**加深关节窝。

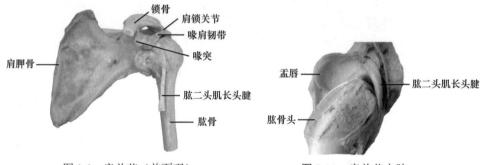

图 2-9　肩关节（前面观）　　　　图 2-10　肩关节内腔

2. 肘关节（elbow joint） 是复合关节，由**肱尺关节**（humeroulnar joint）、**肱桡关节**（humeroradial joint）和**桡尺近侧关节**（proximal radioulnar joint）构成。在肘关节标本（图2-11）上，观察可见上述三个关节包在同一个关节囊内，囊的前、后壁薄弱，两侧有**桡侧副韧带**和**尺侧副韧带**加强；以及与尺骨桡切迹共同构成骨纤维环容纳桡骨头的**桡骨环状韧带**，其作用为防止桡骨头脱出。

3. 前臂骨的连结 包括前壁骨间膜、桡尺近侧关节和桡尺远侧关节。在前臂骨连结标本（图2-12）上，观察可见：尺、桡骨体之间有**前臂骨间膜**相连；桡尺近侧关节包绕在肘关节中，尺桡骨远侧端可见桡尺远侧关节。

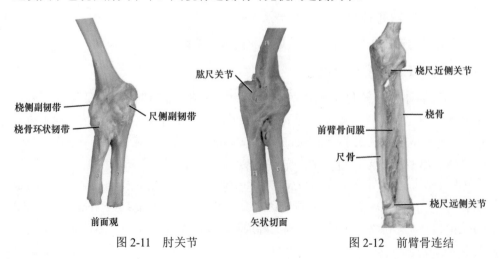

图 2-11　肘关节　　　　　　　　　图 2-12　前臂骨连结

4.手关节（joints of hand）　在手关节标本（图2-13）上，观察可见：由近侧端向远侧端依次有**桡腕关节、腕骨间关节、腕掌关节、掌骨间关节、掌指关节**和**指骨间关节**。在图2-13b中可见，①**桡腕关节**（又称**腕关节**）是由桡骨下端的关节面和尺骨头下方的关节盘构成关节窝，手舟骨、月骨、三角骨的近侧面构成关节头构成；②腕骨间关节、腕掌关节、掌骨间关节、掌指关节和指骨间关节。其中**拇指腕掌关节**由大多角骨与第1掌骨底构成，可作屈、伸、收、展、环转和对掌运动。

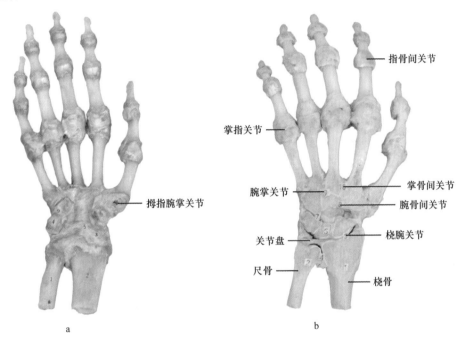

a　　　　　　　　　　　　　b

图2-13　手关节

五、课后思考与讨论

1.讨论肩关节、肘关节、腕关节的构成和形态特点。

2.哪些人群易发生肘关节半脱位？其原因是什么？

【课前导学问题解答】

解答：因桡骨环状韧带位于桡骨环状关节面的周围，两端附着于尺骨桡切迹的前后缘，与尺骨的桡切迹共同构成一个上口大、下口小的骨纤维环来容纳桡骨头，防止桡骨头脱出。幼儿4岁以前，桡骨头尚在发育之中，环状韧带相对松弛，在肘关节伸直位猛力牵拉前臂时，桡骨头易被环状韧带卡住，或桡骨环状韧带部分夹在肱骨小头和桡骨头之间，从而发生桡骨小头半脱位。

第四节　下肢骨的连结

【课前导学】

案例：患者，男，79 岁，走路不慎摔倒，右髋顿时疼痛不能站立。急诊入院，X 线片检查诊断为右股骨颈囊内骨折。

临床相关解剖学问题：为什么股骨颈骨折有囊内骨折和囊外骨折之分？

一、实验目的

通过对标本、模型上结构的学习辨认，①掌握：骨盆的构成和分部，骨盆上、下口的围成；髋关节、膝关节构成、关节类型和特点。②熟悉：耻骨联合及骶髂关节的构成；骶棘韧带、骶结节韧带、闭孔膜的位置，以及坐骨大、小孔的围成；界线、耻骨弓、耻骨下角的概念及骨盆性别差异；距小腿关节的构成、关节类型和特点；足关节的名称。③了解：骨盆的生理变化、正常方位和功能；小腿骨连结的名称；其他足关节的形态，了解足弓的构成及功能

二、实验标本和模型

（一）标本

骨盆连结、髋关节及其冠状切面、膝关节、膝关节内部结构、膝关节半月板上面观、足关节水平切面、距小腿关节与跗骨肩关节及韧带。

（二）模型

全身骨架模型，骨盆模型。

三、实验方法

通过观察，在标本或模型上辨认出相应的解剖学结构，并适当联系临床实践。

四、实验内容指导

下肢骨的连结包括下肢带骨的连结和自由下肢骨的连结。

（一）下肢带骨的连结

两侧髋骨与骶、尾骨借**骶髂关节**（sacroiliac joint）、**耻骨联合**（pubic symphysis）彼此连结而围成**骨盆**（bony pelvis）。在骨盆连结标本（图 2-14）上，观察并记忆如下结构：骶骨与髂骨的耳状面构成**骶髂关节**，关节前、后面分别有骶髂前、后韧带加强。两侧耻骨的耻骨联合面借**耻骨联合**彼此相连，在耻骨联合的上、下方分别有耻骨上韧带和耻骨间韧带加强。

自骨盆连结标本（图 2-14）后面观上，观察并记忆如下结构：连于骶骨和坐骨结节之间的**骶结节韧带**（sacrotuberoius ligment）与连于骶骨或坐骨棘之间的**骶**

棘韧带（sacrospinous ligment）。这两条韧带将坐骨大、小切迹围成坐骨大孔和坐骨小孔。

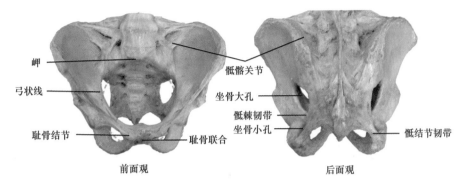

岬
弓状线
骶髂关节
坐骨大孔
骶棘韧带
坐骨小孔
耻骨结节
耻骨联合
骶结节韧带
前面观
后面观

图 2-14　骨盆连结

骨盆以**界线**（图 2-14 前面观中黄色虚线所示）分为上方的大骨盆和下方的小骨盆。**小骨盆上口**为界线，**下口**由尾骨尖、骶结节韧带、坐骨结节、坐骨支、耻骨支和耻骨联合下缘围成。骨盆的主要功能是支持体重和保护盆腔脏器。在女性，骨盆还是胎儿娩出的骨产道。女性骨盆外形宽短，骨盆上口近似圆形，较宽大，骨盆下口和耻骨下角较大。

（二）自由下肢骨的连结

自由下肢骨的连结包括髋关节、膝关节、小腿骨的连结和足关节。

1. 髋关节（hip joint）　由髋臼和股骨头构成。在髋关节外形标本（图 2-15）中，观察并记忆如下结构：髋关节囊上端附于髋臼周缘，下方前面附于转子间线，

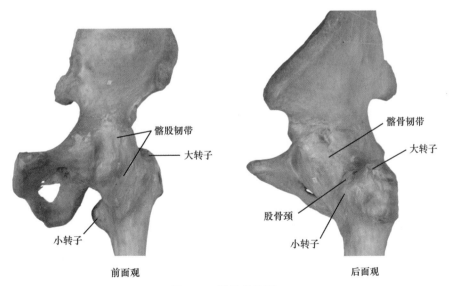

髂股韧带
大转子
髂骨韧带
大转子
股骨颈
小转子
小转子
前面观
后面观

图 2-15　髋关节外形

后面包裹股骨颈内侧 2/3，颈的外 1/3 在囊外，故股骨颈骨折有囊内、外之分。另外可见，关节囊上壁及前壁均有韧带加强，唯有后壁及下壁较薄弱，故股骨头脱位常发生在此处。在髋关节内腔标本（图 2-16）中，观察并记忆如下结构：连于股骨头凹和髋臼横韧带之间的**股骨头韧带**，髋臼切迹上的**髋臼横韧带**，以及环绕髋臼周缘的**髋臼唇**。髋关节是杵臼关节，可作屈、伸、收、展、旋内、旋外和环转运动，但其运动幅度远不及肩关节。

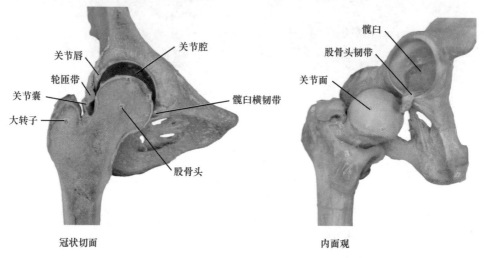

冠状切面　　　　　　　　　　　　　　　内面观

图 2-16　髋关节内腔

  2. 膝关节（knee joint）　由股骨和胫骨的内、外侧髁及髌骨构成。在膝关节外形标本（图 2-17）中，观察并记忆如下结构：膝关节关节囊附于各关节面周缘，前方自上而下依次有**股四头肌腱**、**髌骨**和**髌韧带**，两侧有**胫侧副韧带**和**腓侧副韧带**，后方有**腘斜韧带**加强关节囊。在打开膝关节囊的标本（图 2-18）中，观察可见：

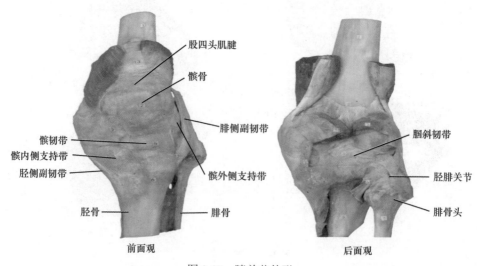

前面观　　　　　　　　　　　　　　　后面观

图 2-17　膝关节外形

关节腔内有**前、后交叉韧带，内、外侧半月板**和**膝横韧带**。前、后交叉韧带可防止胫骨前后移位，内、外侧半月板可加深关节窝，增强关节的稳定性。膝关节主要作屈、伸运动，在半屈位时可作小幅度的旋内和旋外运动。

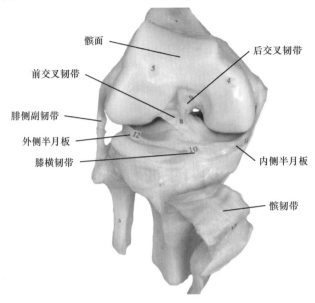

图 2-18　膝关节内部结构（前面观）

3. **小腿骨的连结**　在小腿骨的连结标本（图 2-19）中，观察并记忆如下结构：胫、腓骨上端借**胫腓关节**相连，中间为小腿骨间膜，下端借韧带相连。

4. **足关节**　包括距小腿关节、跗骨间关节、跗跖关节、跖骨间关节、跖趾关节和趾骨间关节。在足标本（图 2-20）中，观察并记忆如下结构：由胫、腓骨的

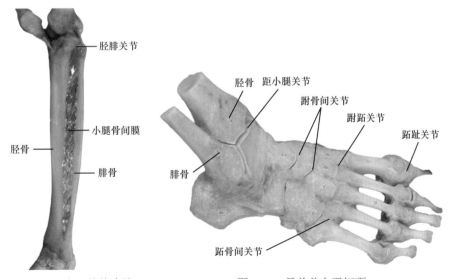

图 2-19　小腿骨的连结　　　　　图 2-20　足关节水平切面

下端与距骨滑车构成的**距小腿关节**（又称**踝关节**），主要可作背屈和跖屈的运动，在距小腿关节高度跖屈时，还可作轻度的侧方运动。此外，还可见跗骨间关节、跗跖关节、跖骨间关节、跖趾关节和趾骨间关节。前两个关节运动幅度较小，后两个关节可作屈、伸运动。

五、课后思考与讨论

1. 讨论肩关节和髋关节的形态特点及两者之间的差异。
2. 讨论膝关节内侧半月板损伤的原因。
3. 讨论为什么距小腿关节外侧易损伤。

【课前导学问题解答】

解答：髋关节的关节囊向附着于髋臼边缘，向下附着于股骨颈，因为前面达转子间线，后面仅包裹股骨颈内侧 2/3。因此，导致临床上股骨颈骨折有囊内外之分。

第五节　颅骨的连结

【课前导学】

案例：患者，女，35 岁，打哈欠后不能闭口，前牙呈开合状态，语言不清。查体：患者不敢张大口及咀嚼，吞咽困难，下颌前伸，颏部下移，面形相应变长。触诊时双侧耳屏前可扪到凹陷区。临床诊断：双侧颞下颌关节脱位。

临床解剖学问题：张大口、大笑或打哈欠为什么会引起颞下颌关节脱位？在什么情况下发生的？

一、实验目的

通过对标本、模型上结构的学习辨认，①掌握：颞下颌关节的构成和形态特点。②了解颅骨连结的主要形式、运动方式。

二、实验标本和模型

（一）标本

颞下颌关节及其冠状切面。

（二）模型

全身骨架模型。

三、实验方法

通过观察，在标本或模型上辨认出相应的解剖学结构，并适当联系临床实践。

四、实验内容指导

各颅骨之间大多借直接连结相连，彼此间结合牢固，只有下颌骨和颞骨之间形成颞下颌关节。

在颅骨标本（图1-25，图1-26）中，观察可见：颅骨之间多借缝、软骨或骨直接连结，十分牢固。在颞下颌关节标本（图2-21，图2-22）中，观察并记忆如下结构：**颞下颌关节**（temporomandibular joint）囊外有**外侧韧带**加强，囊内有**关节盘**，将关节腔分为上、下两部分。颞下颌关节属于联合关节，两侧必须同时运动。此关节能使下颌骨作上提、下降、前进、后退及侧方运动。

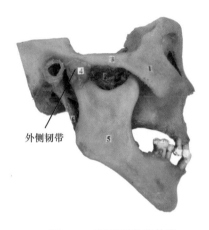

图2-21　颞下颌关节外形

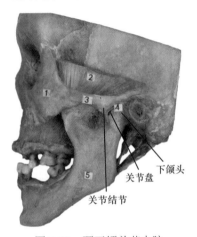

图2-22　颞下颌关节内腔

五、课后思考与讨论

1. 颞下颌关节的组成包括哪些？
2. 讨论颞下颌关节的运动方式。

【课前导学问题解答】

解答：颞下颌关节属于联合关节。上颌骨的上提和下降，是下颌头对关节盘的运动。前进和后退运动是下颌头连同关节盘一起对下颌窝的运动。张口是下颌骨下降伴下颌头前移的运动；张大口时，下颌头和关节盘一起前移至关节结节下方。若关节囊过分松弛者，张口过大，下颌头可能滑到关节结节的前方，不能退回关节窝，造成脱位。

（刘志安　周星娟）

第三章 肌肉系统

第一节 总 论

【课前导学】

案例：患者，女，47岁，发现左手背有一隆起1年余，生长缓慢，很少有疼痛或不适。后慢慢长大，有痛感。查体：表面光滑饱满，与皮肤无粘连，触之坚硬，有弹性，可有囊性感，基底固定。初步诊断：滑膜囊肿。

临床相关解剖学问题：滑膜囊肿是如何形成的？

一、实验目的

通过对标本、模型上结构的学习辨认，①熟悉：肌的辅助装置。②了解：肌的构造和形态分类；肌起、止点的概念；肌的血液供应和神经支配。

二、实验标本和模型

（一）标本

上肢肌，下肢肌，腹肌。

（二）模型

全身肌模型，头颈肌模型，腹肌模型。

三、实验方法

通过观察，在标本或模型上辨认出相应的解剖学结构，并适当联系临床实践。

四、实验内容指导

骨骼肌共600多块，约占体重40%。每块肌都是一个器官，具有一定的位置、形态，并有一定的血管、淋巴管和神经分布。

运动系统的肌属于骨骼肌，大多附着于骨和关节的周围，通过收缩和舒张产生运动。全身的肌按所在的部位可分为**头肌**、**颈肌**、**躯干肌**、**上肢肌和下肢肌**。

（一）肌的形态和构造

在骨骼肌标本（图3-1）中，观察并辨认如下结构：**长肌**、**短肌**、**扁肌和环形肌**。肌由暗红色、柔软富有弹性的**肌质**和白色、强韧、无收缩能力的**腱质**两部分构成。肌质一般位于中间，腱质位于两端，附着于骨、筋膜或关节囊上。

长肌多见于四肢，可呈梭形、带状或羽毛状。根据肌头的个数可分为二头肌、三头肌或四头肌；有的长肌有多个肌腹，其间以**中间腱**或**腱划**相连，称二腹肌或多腹肌。**短肌**多分布于躯干的深层，呈短小的束状，收缩时运动幅度小，但能持久。**扁肌**多见于胸腹壁和背浅层，肌形扁薄宽大，既能全肌收缩又能部分收缩，参与不同的运动，并兼有保护内脏和协助内脏活动的作用，其腱质呈片状称**腱膜**。**环形肌**又称**轮匝肌**，位于孔、裂周围，收缩时关闭孔、裂。

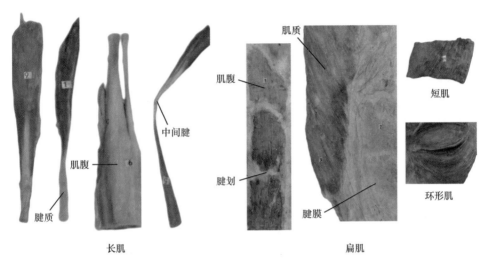

图 3-1　肌的形态分类

（二）肌的辅助装置

　　肌的辅助装置包括**筋膜**、**滑膜囊**和**腱鞘**。在筋膜和腱鞘标本（图 3-2）中，观察并记忆如下结构：浅筋膜位于皮下，由疏松结缔组织构成；深筋膜位于浅筋膜的深面，包被在肌的表面，可构成**肌间隔**附着于骨，分隔肌群。深筋膜、肌间隔及骨构成**骨筋膜鞘**（黄色和红色虚线所示）。**腱鞘**是包于肌腱外面的鞘管，多位于手、足长腱外面。

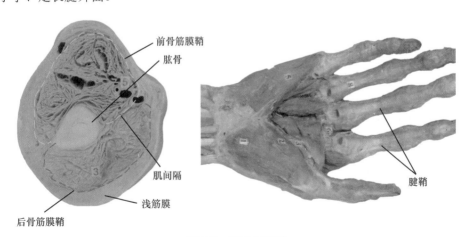

图 3-2　筋膜与腱鞘

五、课后思考与讨论

1. 讨论骨骼肌的辅助结构及作用。

2. 讨论骨骼肌形态分类。

【课前导学问题解答】

解答：滑膜囊是结缔组织形成的扁平密闭的小囊，内有滑液。多位于肌腱和骨面接触处，有的在关节附近与关节腔相通。滑膜囊发炎，滑液分泌增多，引起滑膜囊肿大，即滑膜囊肿。太大会压迫神经引起疼痛及运动功能的障碍，最好的治疗方法是手术切开治疗。

第二节 躯 干 肌

【课前导学】

案例：患者，男，26 岁，早晨起床后，感到颈部不能运动，头部运动会感觉疼痛加重，去医院就诊，诊断为"落枕"。

临床解剖学问题：导致"落枕"的原因是什么？

一、实验目的

通过对标本、模型上结构的学习辨认，①掌握：斜方肌、背阔肌的位置；膈的位置、分部和穿行内容。②熟悉：背肌、胸肌、腹肌等各部肌肉的分群、分层和各肌层的名称；竖脊肌、胸大肌的位置；腹前外侧群肌的位置及结构。③了解：以上各肌的起止及功能；胸腰筋膜的位置和配布；腹直肌鞘和白线的组成与临床特点；腹股沟管的位置、形态和经行内容，以及其临床意义。

二、实验标本和模型

（一）标本

背浅、深层肌标本，胸前壁肌标本，前锯肌、肋间肌及肩胛下肌标本，膈、腹后壁肌标本，腹前壁肌标本，腹前壁下部与腹股沟管浅、中、深层标本，腹壁断面示腹直肌鞘与腹肌（弓状线以上，弓状线以下）标本。

（二）模型

全身肌模型，膈模型，腹前壁下部与腹股沟管浅、中、深层模型。

三、实验方法

通过观察，在标本或模型上辨认出相应的解剖学结构，并适当联系临床实践。

四、实验内容指导

躯干肌包括背肌、胸肌、膈和腹肌。

（一）背肌

在背肌标本（图3-3）上，观察并记忆如下结构：浅层的**斜方肌**（trapezius）、**背阔肌**（latissimus dorsi）、**肩胛提肌**、**菱形肌**；深层的**竖脊肌**（erector spinae）、**夹肌**。

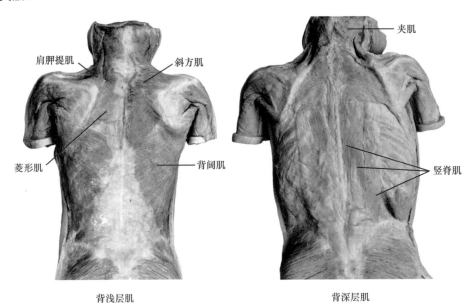

背浅层肌   背深层肌

图 3-3 背肌

（二）胸肌

在胸肌标本（图3-4）上，观察并记忆如下结构：胸上肢肌中的**胸大肌**（pectoralis major）、**胸小肌**、**前锯肌**；胸固有肌中的**肋间外肌**、**肋间内肌**、**肋间最内肌**、**胸横肌**。

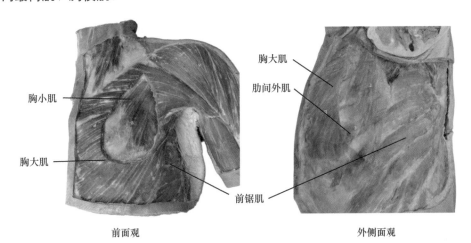

前面观   外侧面观

图 3-4 胸肌

（三）膈

膈位于胸腹腔之间，穹隆形的扁薄阔肌。在膈的标本（图3-5）上，观察并记忆如下结构：**主动脉裂孔**约平第12胸椎，通行主动脉和胸导管；**食管裂孔**约平第10胸椎，通行食管和迷走神经；**腔静脉裂孔**（黄色虚线所示）约平第8胸椎，通行下腔静脉。

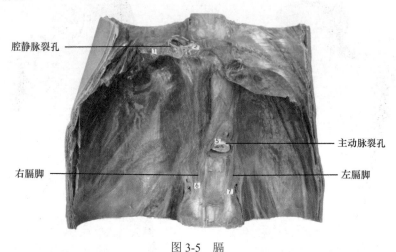

腔静脉裂孔

主动脉裂孔

右膈脚

左膈脚

图 3-5 膈

（四）腹肌

腹肌分为腹前外侧群和腹后群。在腹前壁肌标本（图3-6）上，观察并记忆如下结构：前外侧群肌由浅入深依次为：**腹外斜肌、腹内斜肌、腹横肌、腹直肌**；腹直肌鞘包绕腹直肌表面。在腹后壁肌标本（图3-7）上，观察并记忆如下结构：脊柱两侧的**腰大肌**和**腰方肌**，以及髂窝中的**髂肌**。

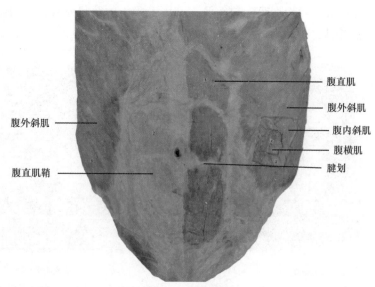

腹直肌

腹外斜肌

腹内斜肌

腹横肌

腱划

腹外斜肌

腹直肌鞘

图 3-6 腹前壁肌

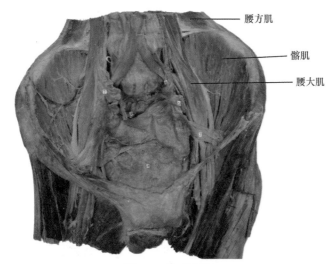

图 3-7　腹后壁肌

五、课后思考与讨论

1.讨论膈的位置、起始、孔裂及通行的内容。

2.讨论躯干肌的分群及各群中主要肌的名称和位置。

【课前导学问题解答】

解答：在睡眠的时候，枕头高低不适，姿势不良或颈部感受风寒，从而导致颈部血管收缩，血液循环不通畅，肌肉痉挛导致颈部疼痛不适，运动障碍，俗称"落枕"。

第三节　头肌、颈肌

【课前导学】

案例：患儿，女，1岁，出生后即发现颈部向右侧歪斜。医院就诊X线片检查结果显示，颈椎发育正常，颈肌两侧不对称。

临床解剖学问题：引起颈部歪斜的肌有哪些？其原因是什么？

一、实验目的

通过对标本、模型上结构的学习辨认，①掌握：咀嚼肌的名称、位置；斜角肌间隙的位置。②熟悉：头肌、颈肌的分群及胸锁乳突肌的位置、起止。③了解：以上各部肌肉的主要功能；面肌的名称、位置和主要功能。

二、实验标本和模型

（一）标本

头肌，翼内肌和翼外肌，颈阔肌、颈中层肌、颈深层肌。

（二）模型

全身肌模型，头肌模型，颈肌模型。

三、实验方法

通过观察，在标本或模型上辨认出相应的解剖学结构，并适当联系临床实践。

四、实验内容指导

头肌包括面肌及咀嚼肌；颈肌可分为颈浅肌群，舌骨上、下肌群和颈深肌群。

（一）头肌

头肌包括面肌和咀嚼肌。在头肌侧面观标本（图3-8）上，观察并记忆如下结构：**枕额肌、眼轮匝肌、口轮匝肌、颊肌、鼻肌**；在咀嚼肌标本（图3-9）上，观察并记忆如下结构：**咬肌、颞肌、翼内肌和翼外肌**。

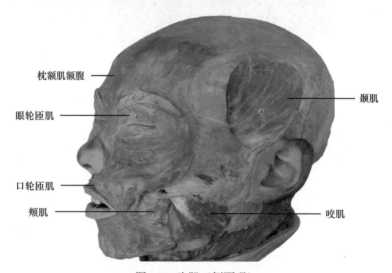

枕额肌额腹
眼轮匝肌
口轮匝肌
颊肌
颞肌
咬肌

图 3-8 头肌（侧面观）

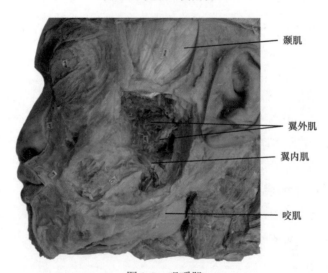

颞肌
翼外肌
翼内肌
咬肌

图 3-9 咀嚼肌

（二）颈肌

颈肌包括颈浅肌群，舌骨上、下肌群和颈深肌群。在颈浅肌群及舌骨上、下肌群标本（图3-10）上，观察并记忆如下结构：颈外侧的**胸锁乳突肌**；舌骨上肌群中的**二腹肌、茎突舌骨肌**等；舌骨下肌群中的**肩胛舌骨肌、胸骨舌骨肌、甲状舌骨肌**等；同时，可以观察到颈深肌群中的**前斜角肌、中斜角肌、后斜角肌**，以及前、中斜角肌与第1肋之间的**斜角肌间隙**，间隙中有锁骨下动脉和臂丛通过。

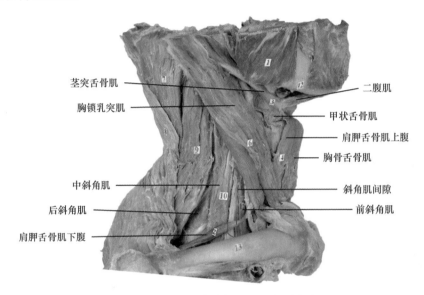

茎突舌骨肌
胸锁乳突肌
中斜角肌
后斜角肌
肩胛舌骨肌下腹

二腹肌
甲状舌骨肌
肩胛舌骨肌上腹
胸骨舌骨肌
斜角肌间隙
前斜角肌

图3-10　颈肌浅层及舌骨上、下肌群（侧面观）

五、课后思考与讨论

1. 面部表情肌主要有哪些？咀嚼肌包括哪些？
2. 讨论胸锁乳突肌的位置及功能。

【课前导学问题解答】

解答：颈肌浅层中的胸锁乳突肌是颈部一块具有重要功能的肌。当胸锁乳突肌一侧收缩时，头歪向同侧，面转向对侧。所以案例中患儿是由于左侧胸锁乳突肌发育不良，右侧胸锁乳突肌力量过强，两侧肌力不平衡造成的。

第四节　上　肢　肌

【课前导学】

案例：患者，男，48岁，喜欢打乒乓球。肩背部酸痛半年余，上肢上举外旋时加重。查体：肩胛骨外侧缘触到隆起变硬，压痛明显；上臂外旋抗阻力实验阳性。临床诊断为小圆肌损伤。

临床相关解剖学问题：肩关节运动的肌有哪些？作用如何？

一、实验目的

通过对标本、模型上结构的学习辨认，①掌握：上肢带肌的名称和位置；臂肌、前臂肌分群、分层和各层肌的名称。②熟悉：三角肌的位置和起止。③了解：上肢带肌的主要功能；肱二头肌和肱三头肌的位置、起止及主要功能；前臂肌和手肌各群的位置及主要功能。

二、实验标本和模型

（一）标本

肩肌、臂肌，前臂肌群浅层，前臂肌群深层，手肌掌侧面。

（二）模型

全身肌模型。

三、实验方法

通过观察，在标本或模型上辨认出相应的解剖学结构，并适当联系临床实践。

四、实验内容指导

上肢肌包括上肢带肌、臂肌、前臂肌和手肌。

（一）上肢带肌

在上肢带肌和臂肌标本（图 3-11，图 3-12）上，观察并记忆如下结构：围绕上肢带骨的**三角肌、冈上肌、冈下肌、小圆肌、大圆肌、肩胛下肌**。臂部浅群由浅入深的**肱二头肌、肱肌、喙肱肌**，后群的**肱三头肌**。

（二）臂肌

在前臂肌前群标本（图 3-13）上，观察并记忆如下结构：前臂浅层由桡侧向尺侧有**肱桡肌、旋前圆肌、桡侧腕屈肌、掌长肌、尺侧腕屈肌**；第二层的**指浅屈肌**；第三层的**拇长屈肌、指深屈肌**；第四层的**旋前方肌**。

（三）前臂肌

在前臂肌后群标本（图 3-14）上，观察并记忆如下结构：浅层由桡侧向尺侧有**桡侧腕长伸肌、桡侧腕短伸肌、指伸肌、小指伸肌、尺侧腕伸肌**；其深层为**旋后肌、拇长展肌、拇短伸肌、拇长伸肌、示指伸肌**。

（四）手肌

在手肌标本（图 3-15）上，观察并记忆如下结构：外侧群的**拇短展肌、拇短屈肌、拇对掌肌、拇收肌**。内侧群的**小指展肌、小指短屈肌、小指对掌肌**。中间群的 4 块**蚓状肌**、7 块**骨间肌**（**骨间背侧肌** 4 块，**骨间掌侧肌** 3 块）。

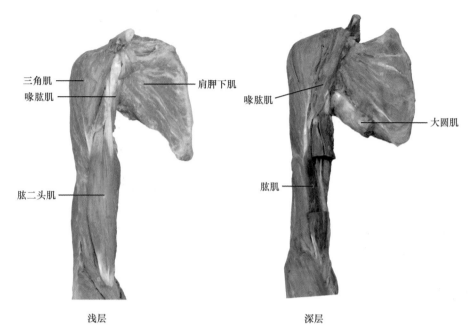

浅层　　　　　　　　　　　　　　　深层

图 3-11　上肢带肌和臂肌（前面观）

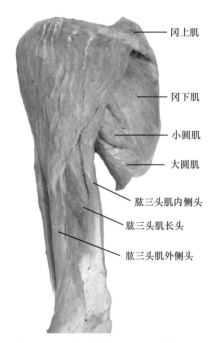

图 3-12　上肢带肌和臂肌（后面观）

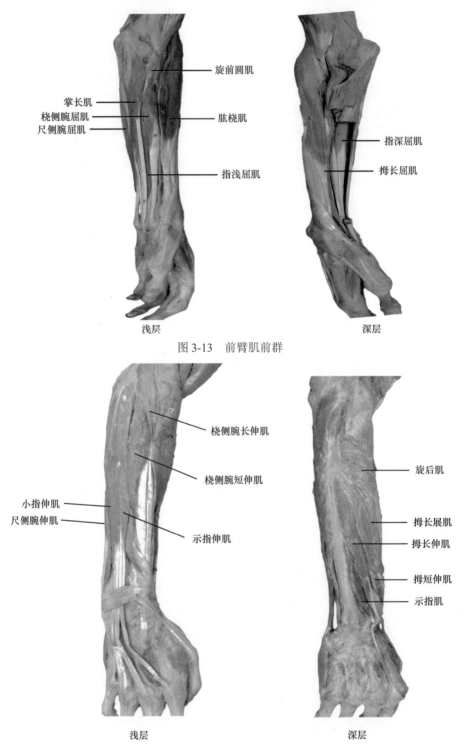

旋前圆肌

掌长肌
桡侧腕屈肌
尺侧腕屈肌

肱桡肌

指深屈肌

拇长屈肌

指浅屈肌

浅层

深层

图 3-13　前臂肌前群

桡侧腕长伸肌

桡侧腕短伸肌

旋后肌

小指伸肌
尺侧腕伸肌

拇长展肌
拇长伸肌

示指伸肌

拇短伸肌

示指肌

浅层

深层

图 3-14　前臂肌后群

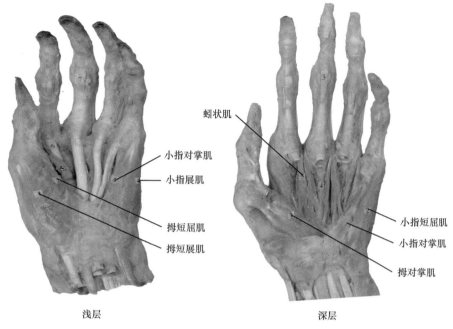

浅层　　　　　　　　　　　　深层

蚓状肌

小指对掌肌

小指展肌

拇短屈肌

拇短展肌

小指短屈肌

小指对掌肌

拇对掌肌

图 3-15　手肌（掌侧面）

五、课后思考与讨论

1. 讨论上肢带肌的名称、位置。

2. 臂部屈肌和伸肌各有哪些？

3. 使前臂作屈、伸和旋转运动的肌各有哪些？

【课前导学问题解答】

解答：肩关节运动的肌是上肢带肌，分别是三角肌、冈上肌、冈下肌、大圆肌、小圆肌、肩胛下肌，它们均起于上肢带骨，止于肱骨，配布于肩关节周围，主要参与肩关节运动，也增强肩关节的稳固性。

第五节　下　肢　肌

【课前导学】

案例：患者，男，36 岁，打篮球跳起上三步篮，落地后不能站起，足跟部疼痛剧烈难忍。入院查体：跟腱局部明显肿胀、疼痛，跖屈无力，跟腱处可扪凹陷，汤普森试验（Thompson test）阳性。临床诊断：跟腱断裂。

临床相关解剖学问题：人体跳跃时姿势不当为什么会引起跟腱断裂？

一、实验目的

通过对标本、模型上结构的学习辨认，①掌握：髋肌、大腿肌、小腿肌的分群和分层。②熟悉：髋肌、大腿肌、小腿肌等各群肌肉的名称和位置。③了解：以上各肌肉的主要功能；髌韧带的位置和构成；跟腱的位置；足肌的分群及各群肌肉的名称、位置和主要功能。

二、实验标本和模型

（一）标本

髋肌和大腿浅层肌，髋肌和大腿深层肌，小腿浅层肌，小腿深层肌，足底肌浅层，肌中层，肌深层。

（二）模型

全身肌模型。

三、实验方法

通过观察，在标本或模型上辨认出相应的解剖学结构，并适当联系临床实践。

四、实验内容指导

下肢肌分为**髋肌**、**大腿肌**、**小腿肌**和**足肌** 。

（一）髋肌

在臀部及下肢标本（图 3-16 ～ 图 3-18）上，观察并记忆如下结构：下肢前面观标本中可见前群中由腰大肌和髂肌组成的**髂腰肌**及**阔筋膜张肌**；臀部标本（图 3-16）中可见髋肌后群的**臀大肌**、**臀中肌**、**臀小肌**、**梨状肌**等。

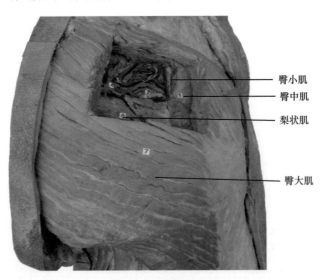

图 3-16　髋肌后群

（二）大腿肌

在下肢标本（图 3-17，图 3-18）中，观察并记忆如下结构：大腿肌前群的**缝匠**

肌、股四头肌中的**股直肌**、**股内侧肌**、**股中间肌**；大腿内侧群的**耻骨肌**、**长收肌**、**股薄肌**、**短收肌**和**大收肌**；大腿肌后群中可见外侧的**股二头肌**，内侧的**半腱肌**和**半膜肌**。

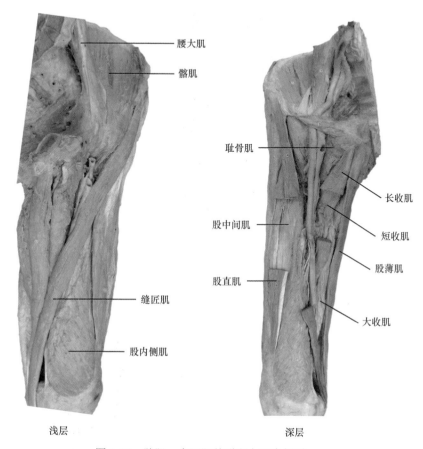

| 浅层 | 深层 |

图 3-17　髋肌、大腿肌前群和大腿内侧群

（三）小腿肌

　　小腿肌的前群为伸肌，后群为屈肌。在小腿肌标本（图 3-19，图 3-20）中，观察并记忆如下结构：小腿肌前群由内侧向外侧依次是**胫骨前肌**和**趾长伸肌**，两肌下方为**踇长伸肌**；外侧群有腓骨长肌和腓骨短肌。在小腿肌后群标本中，可见浅层的小腿三头肌（其由腓肠肌内侧头、腓肠肌外侧头和比目鱼肌构成），该肌以**跟腱**止于跟结节。后群深层可见**趾长屈肌**、**踇长屈肌**和胫骨后肌。

（四）足肌

　　在足底肌标本（图 3-21）中，观察可见足底内侧的**踇展肌**，中间的**趾短屈肌**和外侧的**小趾展肌**。

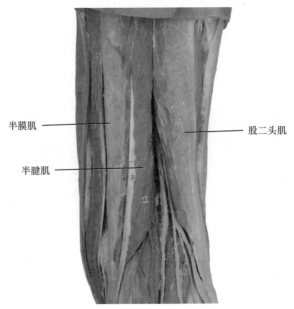

半膜肌

半腱肌

股二头肌

图 3-18　大腿肌后群

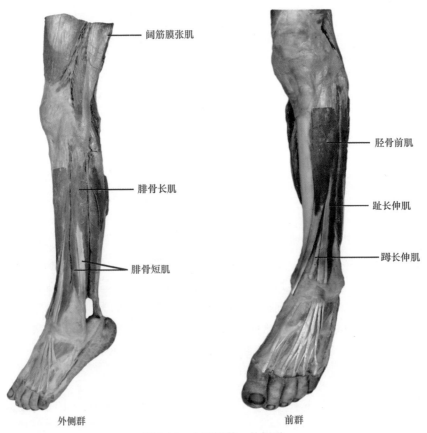

阔筋膜张肌

胫骨前肌

腓骨长肌

趾长伸肌

𧿹长伸肌

腓骨短肌

外侧群

前群

图 3-19　小腿肌前、外侧群

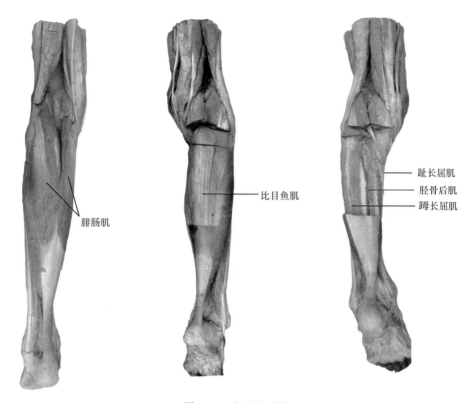

腓肠肌

比目鱼肌

趾长屈肌
胫骨后肌
踇长屈肌

图 3-20　小腿肌后群

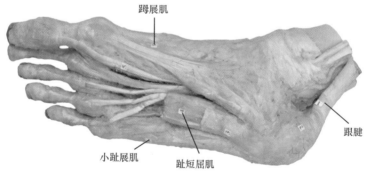

踇展肌

跟腱

小趾展肌　趾短屈肌

图 3-21　足底肌

五、课后思考与讨论

1. 讨论髋肌、大腿肌、小腿肌的分群及各群肌肉的名称。

2. 屈髋关节的肌肉有哪些？

【课前导学问题解答】

解答：小腿后群浅层的小腿三头肌是小腿最强大的肌。它以 2 个浅头（腓肠肌内、外侧头起自股骨内、外侧髁的后面）、1个深头（比目鱼肌）起自胫、腓骨上段后面，3个头形成小腿后方的膨隆，向下移行为粗大的跟腱，止于跟骨结节。小腿三头肌的主要作用是上提足跟、跖曲距小腿关节（踝关节），对行走、跑跳和直立有重要作用。

（马传响　许海燕　王海燕）

第二篇　内　脏　系

内脏系包括消化、呼吸、泌尿和生殖四大系统，其功能是执行物质代谢和繁殖后代。

第四章　消化系统

消化系统（digestive system）由**消化管**和**消化腺**两部分组成。在消化系统概观标本（图4-1）中可见，自口起始至肛门的消化管，以及肝、胰等大消化腺。

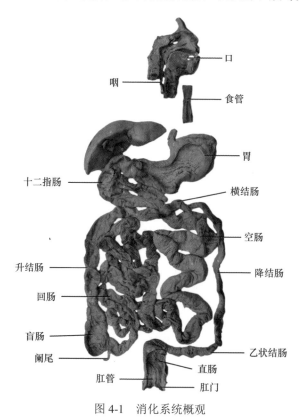

图4-1　消化系统概观

第一节　消　化　管

消化管包括**口**、**咽**、**食管**、**胃**、**小肠**（**十二指肠**、**空肠**、**回肠**）和**大肠**（**盲肠**、**阑尾**、**结肠**、**直肠**、**肛管**）。临床上通常把口至十二指肠的一段消化管称为上消化道，把空肠以下的消化管称为下消化道。

【课前导学】

案例：患者，女，17 岁，高一学生，偶然发现耳的前下方有花生米大小肿块。CT 检查及病理穿刺诊断为恶性腮腺肿瘤。

临床相关解剖学问题：腮腺位置、形态及功能情况如何？

一、实验目的

通过对标本、模型上结构的学习辨认，①掌握：舌黏膜的特征；颏舌肌的起止和功能；牙的排列和名称；三大唾液腺的位置和其导管的开口部位；咽的位置、形态、分部及各部的形态结构和通连；食管的位置、形态、分部和生理性狭窄；胃的位置、形态和分部；空、回肠的形态特点；大肠的分部及共同特征；阑尾的位置及其根部的体表投影（麦氏点）；直肠、肛管的位置和形态，以及齿状线的形成和意义。②熟悉：口腔的通连、分部和各部的围成；腭的分部和硬腭的结构及软腭的形态与咽峡的围成；舌的形态；牙周组织的组成和意义；各扁桃体的位置；小肠的分部；十二指肠大乳头的位置及意义；盲肠的位置、形态，结肠的分部及其位置。③了解：口唇和颊的形态；舌肌的分部和各部的主要功能；牙位的记录方式及乳、恒牙的生理替换变化；咽壁的构造；食管的主要毗邻及食管壁的构造；胃的主要毗邻及其容积的年龄变化；胃的 X 线征象和壁的构造；小肠的主要功能；空、回肠的位置及 Meckel 憩室的位置及临床意义；大肠的主要功能及直肠的主要毗邻。

二、实验标本和模型

（一）标本

口腔及咽峡，牙的形态及排列，舌（上面），唾液腺，头颈部正中矢状切面，咽腔（后面切开向前看），食管、胃及十二指肠，胃、空肠、回肠及结肠黏膜，十二指肠、胰和胆囊，大肠特征性结构，盲肠和阑尾。

（二）模型

牙模型，女性盆腔正中矢状切面、直肠和肛管模型。

三、实验方法

通过观察，在标本或模型上辨认出相应的解剖学结构，并适当联系临床实践。

四、实验内容指导

（一）口

口是消化管的起始部，其内腔称**口腔**（oral cavity）。同学之间彼此互相观察：**口唇、颊、口裂、口角、鼻唇沟、人中**等结构；掀起上、下唇可见**上唇系带、**

下唇系带；张口在两侧上颌第二磨牙的颊黏膜处可见**腮腺管乳头**。在口腔标本（图4-2）上，观察并记忆如下结构：在第二或第三磨牙后方口腔前庭与固有口腔相通（黄色箭头所示）；口腔顶前2/3的硬腭及后1/3的软腭；软腭后缘中央为**腭垂**（又称**悬雍垂**）；口腔内包含**上颌牙**、**下颌牙**、**舌**及三对**大唾液腺**的开口等结构。舌具有感受味觉、协助咀嚼、搅拌食物、辅助发音的功能。

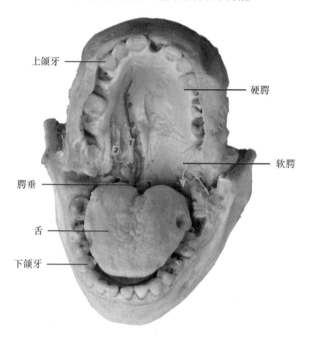

图4-2 口腔

1. **舌**（tongue） 在舌上面标本（图4-3）中，观察并记忆如下结构：由前向后依次可见**舌尖**、**舌体**和**舌根**三部分；舌根黏膜下大小不等的小结节为**舌扁桃体**；舌后部可见"V"形**界沟**（黄色箭头所示）；界沟前方有**轮廓乳头**，舌体上面黏膜有**丝状乳头**和**菌状乳头**，后部两侧有**叶状乳头**。同学之间彼此相互观察舌下面结构：将舌卷起可见舌底正中线上**舌系带**，舌系带根部两侧隆起的**舌下阜**，为下颌下腺和舌下腺大管的开口；舌下阜后外侧横行的**舌下襞**，深面有舌下腺。

2. **牙**（tooth） 人一生有乳牙、恒牙两套牙齿，**乳牙有20个**，**恒牙有28～32个**。

（1）牙的位置与形态：在恒牙标本（图4-4）中，观察并记忆如下结构：上、下颌骨牙槽内排列有**上牙弓**和**下牙弓**（黄色虚线所示）；恒牙分为**切牙**（中切牙，侧切牙）、**尖牙**、**前磨牙**（第一前磨牙，第二前磨牙）、**磨牙**（第一磨牙，第二磨牙，第三磨牙）。乳牙分**乳切牙**（乳中切牙，乳侧切牙）、**乳尖牙**、**乳磨牙**（第一乳磨牙，第二乳磨牙）。在牙模型（图4-5）上，观察并记忆如下结构：嵌入上、下牙槽骨内的**牙根**，其内有**牙冠腔**；暴露于口腔内的**牙冠**；介于牙冠和牙根之间的**牙颈**等三部分。

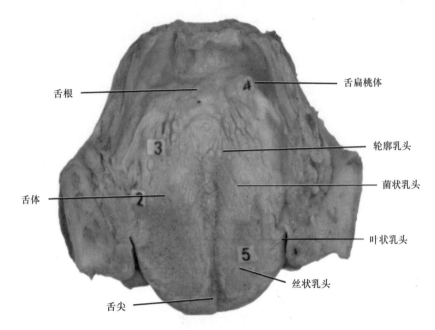

舌根

舌扁桃体

轮廓乳头

菌状乳头

舌体

叶状乳头

丝状乳头

舌尖

图 4-3　舌上面

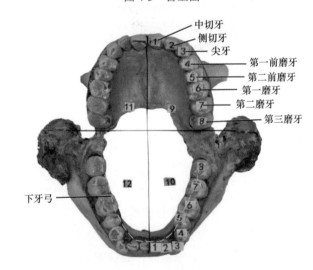

中切牙

侧切牙

尖牙

第一前磨牙

第二前磨牙

第一磨牙

第二磨牙

第三磨牙

下牙弓

图 4-4　恒牙排列

（2）牙的构造及记录方式：在牙的模型（图 4-6）上，观察并记忆如下结构：构成牙主体、淡黄色的**牙质**；覆盖在牙冠部的**牙釉质**；包绕在牙根部的牙质外面的**牙骨质**；以及牙髓腔内的**牙髓**等。在牙标本（图 4-7）中，观察并记忆如下结构：绿色"十"字线，此线将上、下颌牙划分为左、右上颌牙，左、右下颌牙。为了便于记录牙位，以罗马数字表示乳牙，阿拉伯数字表示恒牙，如：⌐5 表示左上颌恒第二前磨牙。

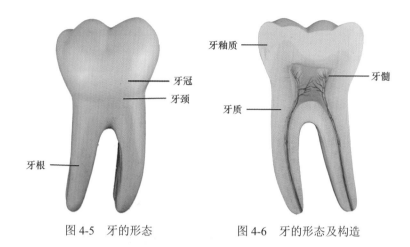

图 4-5 牙的形态   图 4-6 牙的形态及构造

（3）牙周组织：是牙周围的组织，包括牙周膜、牙槽骨和牙龈。在牙周组织标本（图 4-7）中，观察并记忆以下结构：介于牙根和牙槽骨之间的**牙周膜**；构成上、下颌骨牙槽突的**牙槽骨**；覆盖在牙颈和牙槽突表面的**牙龈**。

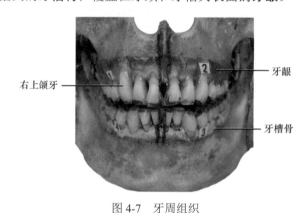

图 4-7 牙周组织

3. 唾液腺（salivary gland）　大唾液腺有三对，包括腮腺（parotid gland）、**下颌下腺**（submandibular gland）和**舌下腺**（sublingual gland）。在唾液腺标本（图 4-8）上，观察并记忆如下结构：位于耳郭前下方、咬肌后缘、下颌后窝内的**腮腺**，从腮腺前缘上部发出颧弓下一横指处横过咬肌表面的**腮腺管**；位于下颌骨体内颌下腺窝内的**下颌下腺**；位于舌下襞深面，扁长圆形的**舌下腺**。

（二）咽

咽是位于第 1～6 颈椎前方上宽下窄的肌性管道，前壁不完整，上起颅底，下至第 6 颈椎下缘与食管相接，是消化道与呼吸道的共同通道。

在头颈部正中矢状切面标本（图 4-9）上，观察并记忆如下结构：自上而下可见**鼻咽**、**口咽**、**喉咽**三部分。鼻咽部介于颅底与腭帆游离缘之间，后壁黏膜下有

咽扁桃体，侧壁距下鼻甲后 1cm 处有**咽鼓管咽口**，咽鼓管咽口周围黏膜内的淋巴组织为**咽鼓管扁桃体**，围绕咽鼓管咽口的半环形隆起为**咽鼓管圆枕**，其后方与咽后壁之间的凹陷为**咽隐窝**，是临床上鼻咽癌的好发部位。口咽部介于腭帆游离缘与会厌上缘之间，侧壁位于腭舌弓和腭咽弓之间的**腭扁桃体**。喉咽部介于会厌上缘与环状软骨下缘之间，下端移行为食管。

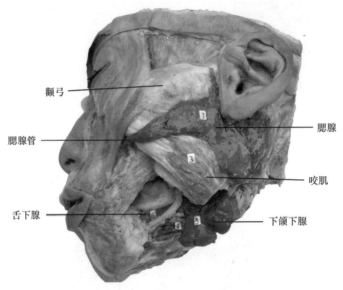

图 4-8 唾液腺

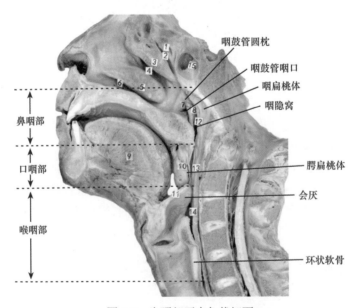

图 4-9 头颈部正中矢状切面

在咽标本和模型（后壁打开，图 4-10）上，观察并记忆如下结构：鼻咽、口咽、喉咽向前分别经**鼻后孔**、**咽峡**、**喉口**通鼻腔、口腔、喉腔。由腭扁桃、舌扁桃体、咽扁桃体、咽鼓管扁桃体形成的**咽淋巴环**，环绕鼻腔、口腔与咽腔相通处，有防御功能。喉咽部喉口两侧下方有**梨状隐窝**，是异物常嵌顿停留的部位。

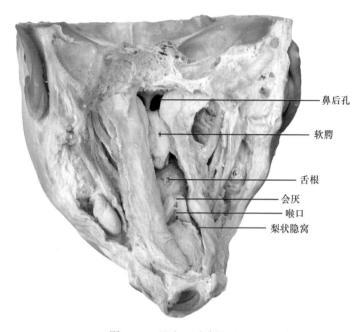

鼻后孔

软腭

舌根

会厌

喉口

梨状隐窝

图 4-10　咽腔（后壁打开）

（三）食管

食管全长约 25cm，为肌性管道，上端在第 6 颈椎下缘或环状软骨下缘起于咽，下端在第 11 胸椎左侧续于胃的贲门，可分为颈部、胸部及腹部三部分。

在食管标本（图 4-11）上，观察并记忆如下结构：食管**颈部**上起咽下界（环状软骨下缘），下至胸骨颈静脉切迹水平；与咽相交处为第一个生理狭窄处，距中切牙 15cm。食管**胸部**自胸骨颈静脉切迹水平至膈的食管裂孔；其中与左支气管交叉处为第二个生理狭窄处，距中切牙 25cm。食管**腹部**由食管裂孔至贲门，其中在穿膈食管裂孔处为第三个生理狭窄处，距中切牙 40cm。

（四）胃

胃上起食管，下续十二指肠。在腹腔脏器标本（图 4-12）上，观察并记忆如下结构：胃大部分位于左季肋区，小部分位于腹上区。在胃外形标本（图 4-13）上，观察并记忆如下结构：**贲门**和**幽门** 2 个口，**胃小弯**和**胃大弯** 2 个缘，小弯最低处的**角切迹**。胃又分为四部分：贲门周围的**贲门部**；贲门平面以上的**胃底**亦称**胃穹**；胃底与幽门部之间的**胃体**；角切迹与幽门之间的**幽门部**（绿色曲线所示），以中间沟为界左侧是**幽门窦**，右侧是**幽门管**。在胃黏膜标本（图 4-14）上，观察并记忆如下结构：胃小弯处有数条较恒定的**胃道**；幽门处有环行皱襞的**幽门瓣**。

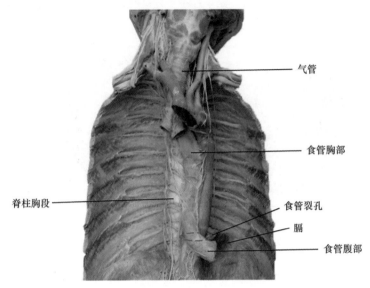

气管

食管胸部

脊柱胸段

食管裂孔

膈

食管腹部

图 4-11　食管

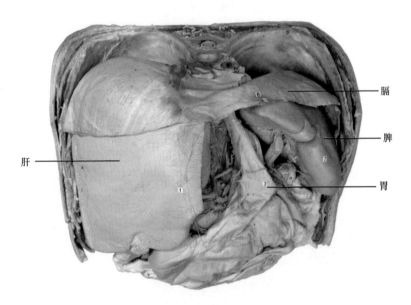

膈

脾

肝

胃

图 4-12　腹腔脏器

（五）小肠

小肠成人长 5 ～ 7m，起自幽门，续于盲肠，包括十二指肠、空肠和回肠三部分。

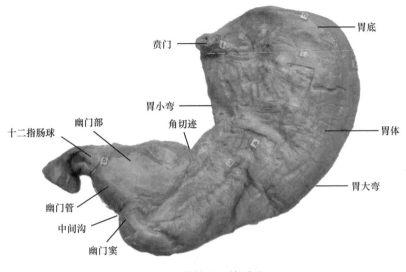

图 4-13 胃外形（前面观）

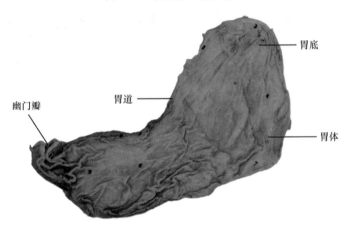

图 4-14 胃黏膜

1. 十二指肠（duodenum） 于第 1 ～ 3 腰椎平面紧贴腹后壁，呈"C"形包绕胰头。在胃外形标本（图 4-13）中，观察并记忆如下结构：十二指肠起始部的**十二指肠球**；在十二指肠、胰和胆囊标本（图 4-15）中，观察并记忆如下结构：十二指肠的**上部、降部、水平部及升部**；上部与降部移行处的**十二指肠上曲**；降部前壁打开，可见位于降部后内侧壁上的**十二指肠大乳头**；降部与水平部移行处的**十二指肠下曲**；水平部与升部移行处的**十二指肠空肠曲**，此处有**十二指肠悬韧带**连于右膈脚，临床上称 **Treitz 韧带**，是手术时确定空肠起点的标志。

2. 空肠（jejunum）**和回肠**（ileum） 由肠系膜连于腹后壁，二者之间无明显界限。在消化系统概观标本（图 4-1）中，观察并记忆如下结构：空肠位于左上腹部，回肠位于右下腹部。在空肠和回肠标本（图 4-16）中，观察并记忆如下结构：空肠壁厚、腔径大，黏膜**环状皱襞**较密、较高；回肠壁薄、腔径小，黏膜

环状皱襞较稀、较低。

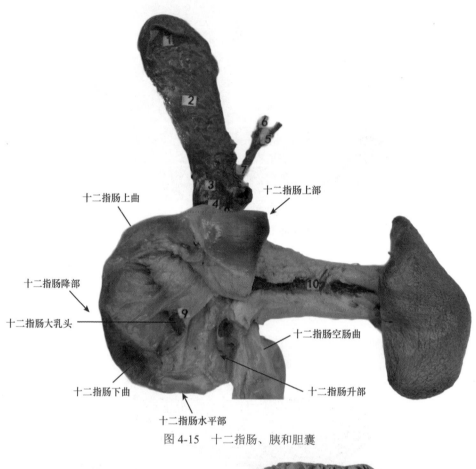

图 4-15 十二指肠、胰和胆囊

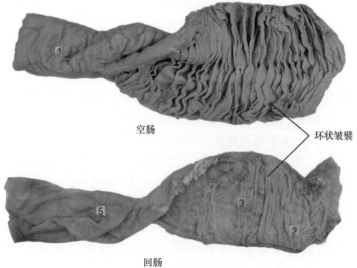

图 4-16 空肠和回肠

（六）大肠

大肠长约 1.5m，起于盲肠，终于肛门，分为**盲肠、阑尾、结肠、直肠**及**肛管**。

在结肠标本（图 4-17）中，观察并记忆如下结构：管径较大、壁薄，肠管上有黄色的**肠脂垂、结肠袋**及**结肠带**。在回盲部标本（图 4-17a）中，观察可见：盲肠末端为盲端，连于盲肠后内侧壁上的**阑尾**；回肠自左侧突入盲肠，其开口处可见**回盲瓣**；回盲瓣下方可见**阑尾口**。阑尾位置变化较大，阑尾根部位于三条结肠带汇集处，相对恒定不变，是手术中寻找阑尾的标志。

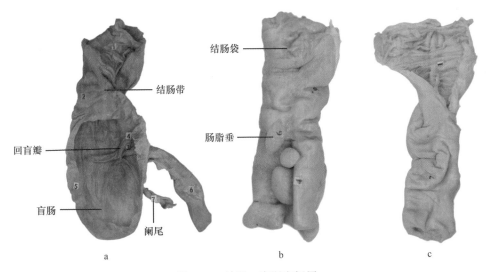

图 4-17 结肠、盲肠和阑尾

在消化系统概观标本（图 4-1）中，观察并记忆如下结构：**结肠**（colon）起于盲肠、续于直肠，围绕空肠和回肠，呈"M"形排列。同时可见，**升结肠**起自右髂窝的盲肠，上升至**结肠右曲**（肝曲）续于横结肠，**横结肠**从结肠右曲向左至**结肠左曲**（脾曲）续于降结肠，**降结肠**自结肠左曲下降至左髂嵴平面续于乙状结肠，**乙状结肠**从左髂嵴水平转入盆腔内，至第 3 骶椎平面续于**直肠**。

在女性盆腔正中矢状切面模型（图 4-18）中，观察并记忆如下结构：沿骶尾骨表面走形的直肠有明显凸向后方的**骶曲**和凸向前方的**会阴曲**。临床上进行肠镜检查时应注意这些弯曲，以免损伤直肠。在直肠和肛管模型（图 4-19）中，观察并记忆如下结构：直肠内腔中有半月形**直肠横襞**；下段膨大为**直肠壶腹**。肛管内纵行的**肛柱**，相邻肛柱下端的**肛瓣**，肛瓣和肛柱下端共同围成的**肛窦**，各肛柱下端与肛瓣基部连成锯齿状的**齿状线**（又称**肛皮线**，黑色曲线所示），是肛管内面黏膜与皮肤、内痔与外痔及内脏神经与躯体神经分布的分界线。肛梳下缘有一环状**白线**（红色虚线所示），在活体上触摸为一浅沟，相当于肛门内、外括约肌的分界处；肛管下口为**肛门**。直肠平滑肌下延至肛管处增厚形成**肛门内括约肌**；围绕该肌周围及下面的骨骼肌为**肛门外括约肌**，可随意括约肛门，控制排便。

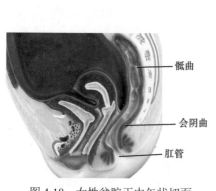

图 4-18　女性盆腔正中矢状切面

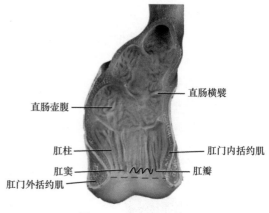

图 4-19　直肠和肛管

五、课后思考与讨论

1. 讨论胃及十二指肠肿瘤与溃疡好发的部位。

2. 阑尾手术时如何确定阑尾根部的体表位置？

3. 内、外痔发生位置及临床表现有何不同？

【课前导学问题解答】

解答：腮腺是一对最大的唾液腺，分泌唾液，初步消化食物，形态不规则，位于外耳道前下方、咬肌后份和下颌后窝处。腮腺管从腮腺前缘上份发出，在颧弓下约一横指处贴咬肌表面前行，至咬肌前缘直角转向内侧穿颊肌，开口于平对上颌第二磨牙牙冠的颊黏膜上。

第二节　大消化腺

消化腺分为两类，即大消化腺及消化管壁内的小腺体（组织学）。

【课前导学】

案例：患者，男，50 岁，近期发现皮肤、巩膜发黄，无其他明显不适。前往医院就诊，腹部 B 超检查发现：胰头占位病变，初步诊断：胰头癌。

临床相关解剖学问题：临床上黄疸症状多出现在肝的病变，为什么胰的病变也会出现黄疸症状？

一、实验目的

通过对标本、模型上结构的学习辨认，①掌握：肝的位置、形态及肝门出入结构；肝外胆道的组成，胆囊的位置和形态及胆囊三角的围成与意义；胰的位置、形态。②熟悉：输胆管道的组成、胆总管与胰管的开口部位及胆汁的排出路径；胰管开口。③了解：肝的毗邻及体表投影；肝门血管系及肝静脉系的概念；肝内叶及肝段的概念；胰的功能。

二、实验标本和模型

（一）标本

肝，胆囊及肝外输胆管道，十二指肠，胰。

（二）模型

肝模型，十二指肠、胰、脾模型。

三、实验方法

通过观察，在标本或模型上辨认出相应的解剖学结构，并适当联系临床实践。

四、实验内容指导

（一）肝

肝是人体最大的消化腺，具有分泌胆汁，代谢转化、解毒及吞噬、防御等功能，胚胎时还有造血功能。肝大部分位于右季肋区和腹上区，小部分位于左季肋区。在自身摸认体会肝的体表投影：**肝上界**与膈穹隆一致，在右锁骨中线平第5肋，左侧平第5肋间隙，在前正中线位于胸骨体与剑突结合处。**肝下界**成人与幼儿有所区别，成人与肋弓一致，在剑突下2～3cm，幼儿可低于肋弓，但不超出2cm，7岁以后与成人相等。

在肝的形态标本（图4-20）中，观察并记忆如下结构：膈面可见矢状位的**镰状韧带**，冠状位的**冠状韧带**，以及**肝左叶**、**肝右叶**；脏面可见"H"形沟分出的**肝左叶**、**肝右叶**、**方叶**、**尾状叶**。"H"形沟中，左纵沟前份为**肝圆韧带裂**，后份为**静脉韧带裂**，分别容纳肝圆韧带和静脉韧带；右纵沟前份为**胆囊窝**，容纳胆囊；后份为是**腔静脉沟**，有下腔静脉通过。横沟为**肝门**（红色虚线所示），内有肝左、右管，肝固有动脉，肝门静脉，淋巴管和神经出入。肝前缘有2个切迹，左侧为**肝圆韧带切迹**，右侧为**胆囊切迹**（红色弧线所示）。

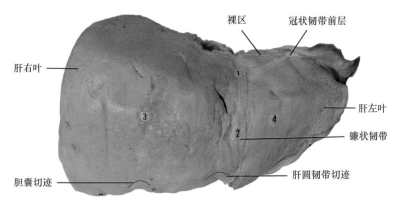

膈面

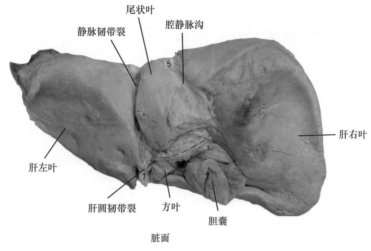

图 4-20 肝的形态

（二）肝外胆道

肝外胆道包括胆囊和输胆管道。**胆囊**（gallbladder）是储存和浓缩胆汁的器官，位于胆囊窝内。输胆管道是输送胆汁的管道，包括肝左、右管，肝总管和胆总管。在输胆管道与胰的标本（图 4-21）中，观察并记忆如下结构：**胆囊底、胆囊体、胆囊颈、胆囊管、肝左管、肝右管**；两者汇合为**肝总管**（common hepatic duct），肝总管与胆囊管并行，继而汇合为**胆总管**（common bile duct），胆总管斜穿十二指肠降部后内侧壁中，与胰管汇合，形成略膨大的**肝胰壶腹**（Vater 壶腹），开口

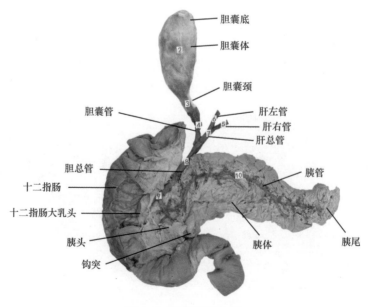

图 4-21 输胆管道与胰

于**十二指肠大乳头**。在肝胰壶腹、胆总管、胰管末端周围有环形平滑肌包绕，称**肝胰壶腹括约肌**（Oddi 括约肌）。

（三）胰

胰是人体第二大消化腺，内分泌部分泌的胰岛素等激素直接进入血液，外分泌部分泌的胰液经胰管排入十二指肠降部消化食物。

在输胆管道与胰的标本（图 4-21）中，观察并记忆如下结构："C"形十二指肠包绕的**胰头**，其下份向左突起称**钩突**；胰中间大部为**胰体**；左端变细的为**胰尾**。在胰实质内，贯穿胰全长的为**胰管**（绿色管道），在十二指肠降部壁内与胆总管汇合成肝胰壶腹，开口于十二指肠大乳头。

五、课后思考与讨论

1. 讨论肝的位置及体表投影。
2. 讨论进食或空腹状态下，胆汁及胰液排出途径的异同。

【课前导学问题解答】

解答：胆汁由肝细胞分泌，通过输胆管道排放于十二指肠降部，若输胆管道阻塞，胆汁反流入血，引起皮肤、黏膜等处黄染，临床称黄疸。由于胆总管穿过胰头，所以胰头占位、肿大会压迫胆总管，使胆汁反流入血，同样引起黄疸。

（胡　涛　李梦迪）

第五章 呼吸系统

呼吸系统由呼吸道和肺组成。呼吸系统的主要功能是进行气体交换，即吸入氧，排出二氧化碳。此外还有发音、嗅觉、神经内分泌，协助静脉血回心和参与体内某些物质代谢等功能。

第一节 总 论

【课前导学】

案例：患者，男，6岁。2天前玩耍时出现窒息，其母拍其后背有所好转，但不久后又开始咳嗽，并伴有呼吸困难，送院就诊。经询问，窒息前吃过花生米。体查：有咳嗽和呼吸困难等症状；听诊：右肺呼吸音弱。X线片显示，右肺中叶和下叶过度充气，心脏和其他的纵隔结构左移，临床诊断：异物滞留在靠近右侧上叶支气管起源部下方的中叶支气管内。常规麻醉下经支气管镜取出异物——花生米。

临床解剖学问题：异物进入右主气管的解剖学基础是什么？

一、实验目的

通过对标本、模型上结构的学习辨认，①掌握：呼吸系统的组成；鼻旁窦的名称、位置、开口位置；喉软骨的名称、位置和形态；气管的位置、形态特点和分部；肺的形态和分叶。胸膜的分部，重要胸膜隐窝的位置及临床意义；纵隔的定义、境界及分部。②熟悉：上、下呼吸道的区分；鼻腔的分部及各部形态；喉的位置和组成；肺段支气管和支气管肺段的概念。

二、实验标本和模型

（一）标本

头部矢状切面，鼻矢状切面，喉肌，喉冠状切面，气管隆嵴，支气管树。

（二）模型

喉软骨，喉甲状腺，支气管，肺，纵隔。

三、实验方法

通过观察，在标本或模型上辨认出相应的解剖学结构，并适当联系临床实践。

四、课后思考与讨论

1. "鼻窦炎"尤其是上颌窦炎易反复发作，讨论上颌窦炎不易治愈的原因。

2. 小儿炎症时易发生"喉头水肿"，进而引起呼吸困难，此水肿发生部位在哪里？为什么会引起呼吸困难？

3.胸腔积液常积存在哪里？会因体位的变化而改变吗？

【课前导学问题解答】

解答：左主支气管细而长，与气管中线延长线夹角大，斜行；右主支气管短而粗，与气管中线延长线夹角小，走行较陡直，加之气管隆嵴偏左，右肺通气量较大，因此，经气管坠入的异物多进入右主支气管。

第二节　呼吸道（肺外部分）

（一）鼻

鼻是呼吸道的起始部，又是嗅觉器官，包括**外鼻、鼻腔**和**鼻旁窦**。

1.外鼻（external nose）（观察活体）　近似三棱锥体形，以骨和软骨为支架，被覆皮肤和少量皮下组织。观察**鼻根、鼻尖、鼻背、鼻翼**及**鼻孔**等部。

2.鼻腔（nasal cavity）　是以骨和软骨为基础围成的空腔，内衬以黏膜和外覆皮肤，被**鼻中隔**（nasal septum）分为左、右两腔，向前经鼻孔通外界，向后经鼻后孔通鼻咽部，每侧鼻腔分**鼻前庭**和**固有鼻腔**两部分。

在鼻的矢状切面标本（图 5-1）上，观察并记忆如下结构：**上、中、下鼻甲**及**其下方的上、中、下鼻道**。

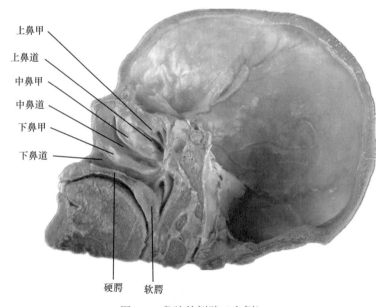

上鼻甲

上鼻道

中鼻甲

中鼻道

下鼻甲

下鼻道

硬腭　软腭

图 5-1　鼻腔外侧壁（右侧）

3.鼻旁窦（paranasal sinuses）　是骨性鼻旁窦衬以黏膜形成。其功能为调节吸入气体的温度，并对发音起共鸣作用。在相关标本上和头部 X 线正位片上（图 5-2），观察并记忆如下结构：**额窦**（frontal sinus）、**上颌窦**（maxillary sinus）、**蝶窦**（sphenoidal sinus）、**筛窦**（ethmoidal sinus）。

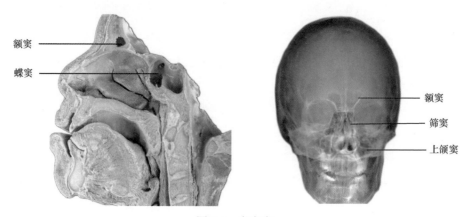

图 5-2　鼻旁窦

（二）咽

详见消化系统。

（三）喉

喉主要由喉软骨和喉肌构成，既是呼吸的管道，又是发音的器官。其位于颈前正中，上界是会厌上缘，下界达环状软骨下缘。

1. 喉软骨及喉连结　喉软骨包括成对的**杓状软骨**（arytenoid cartilage），不成对的**甲状软骨**（thyroid cartilage）、**环状软骨**（cricoid cartilage）和**会厌软骨**（epiglottic cartilage）。四种软骨中，最大的为甲状软骨；唯一完整软骨环的为环状软骨。喉软骨通过**环杓关节**（cricoarytenoid joint）、**环甲关节**（cricothyroid joint）及弹性圆锥构成喉的支架。

在喉支架模型（图 5-3，图 5-4）上，观察并记忆以上四种软骨，以及甲状软

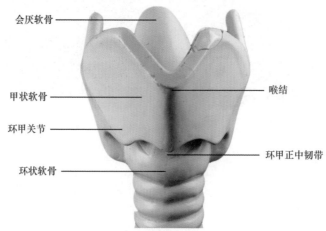

图 5-3　喉软骨（前面）

骨上的**前角、喉结、上角、下角**；环状软骨的**环状软骨弓、环状软骨板**；**环甲关节、环杓关节、环甲正中韧带**。

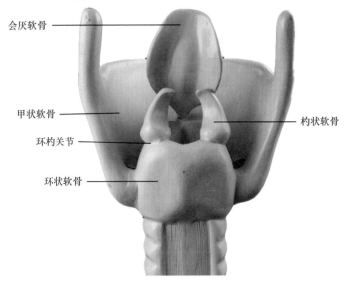

会厌软骨

甲状软骨

环杓关节

环状软骨

杓状软骨

图 5-4 喉软骨（后面）

2. 喉腔（laryngeal cavity） 是由喉壁围成的管腔。上起自**喉口**（aperture of larynx），与咽腔相通，向下连气管，与肺相通。在喉腔标本（图 5-5）中，观察并记忆如下结构：喉腔侧壁突入腔内一对黏膜皱襞，上方为**前庭襞**、下方为**声襞**；两皱襞将喉腔由上向下分为三部分，即**喉前庭**、**喉中间腔**和**声门下腔**。在喉肌标本（图 5-6）中，观察并记忆如下结构：由会厌上缘、杓状会厌襞、杓间切迹围成的**喉口**（红色虚线所示）。

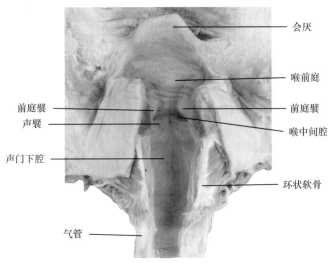

会厌

喉前庭

前庭襞

声襞

声门下腔

气管

前庭襞

喉中间腔

环状软骨

图 5-5 喉腔（后壁打开）

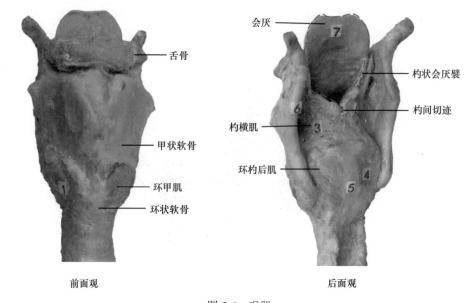

会厌

舌骨

杓状会厌襞

甲状软骨

杓间切迹

杓横肌

环杓后肌

环甲肌

环状软骨

前面观 后面观

图 5-6 喉肌

3. 喉肌 附着于喉软骨上，主要作用是紧张或松弛声带，扩大或缩小声门。在喉肌标本（图 5-6）中，观察并记忆如下结构：**环甲肌、环杓后肌、杓横肌**。

（四）气管与主支气管

气管（trachea）上起环状软骨下缘（平第 6 颈椎），向下经胸廓上口入胸腔，至胸骨角平面（相当于第 4 胸椎体下缘），分成左、右主支气管（principal bronchus）。由于左、右主支气管存在一定差异（表 5-1），故临床上气管异物多发生于右主支气管。在气管标本（图 5-7）中，观察并记忆如下结构：**气管、左主支气管、右主支气管、气管杈**。在气管杈内面标本（图 5-8）中，观察并记忆如下结构：**气管隆嵴**（carina of trachea），气管隆嵴是支气管镜检的重要标志。

表 5-1 左、右主支气管的形态比较

	管径和长度	走向
左主支气管	细、长	倾斜
右主支气管	粗、短	较垂直

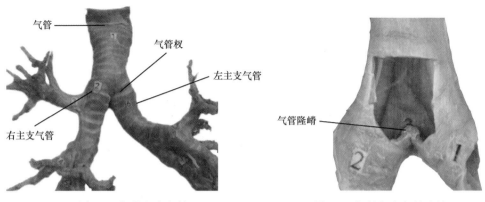

图 5-7　气管和支气管　　　　图 5-8　气管杈和气管隆嵴

第三节　肺

　　肺位于胸腔内、膈上方，左、右肺分居纵隔两侧。在肺的模型（图 5-9，图 5-10）中，观察并记忆如下结构：左肺的**斜裂**（oblique fissure）、右肺的**斜裂**和**水平裂**（horizontal fissure of right lung）；伸向颈根部，高出锁骨内侧 1/3 上方 2.5cm 的**肺尖**；位于膈上，底向上凹的**肺底**；贴近肋和肋间肌的**肋面**；中间有**肺门**（hilum of lung）的**纵隔面**；红色虚线表示的**心尖切迹**。

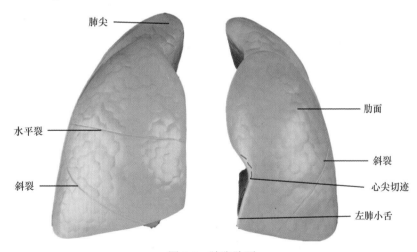

图 5-9　肺胸肋面

　　在两肺纵隔面模型（图 5-10）中：可见肺门内的**支气管、肺动脉、肺静脉、肺韧带**等结构。

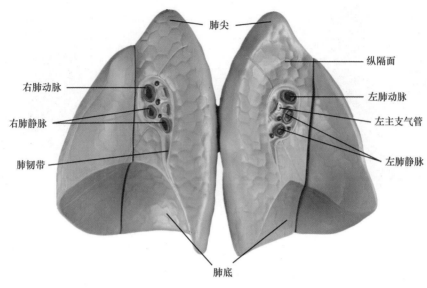

图 5-10　两肺纵隔面

第四节　胸膜和纵隔

（一）胸膜与胸膜腔

胸膜（pleura）是覆盖于肺表面、胸壁内面、纵隔侧面和膈上面的浆膜，分壁、脏两层。壁胸膜（parietal pleura）包括**肋胸膜、膈胸膜、纵隔胸膜和胸膜顶**四部分。在胸膜及胸膜腔标本（图 5-11）中，观察并记忆如下结构：**胸膜腔**（pleural cavity）为脏、壁两层胸膜在肺根处移行形成的封闭的潜在性腔隙；胸膜腔中有**胸膜隐窝**（pleural recesses），其中**肋膈隐窝**（costodiaphragmatic recess）是胸膜腔中位置最低部位，胸腔积液常先积存于此处。

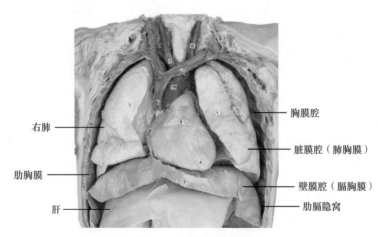

图 5-11　胸膜及胸膜腔

（二）纵隔（mediastinum）

即胸腔内两侧纵隔胸膜之间的全部器官、结构和结缔组织的总称。其前界为胸骨，后界为脊柱胸段，两侧为纵隔胸膜，上界是胸廓上口，下界为膈。

在纵隔模型（图 5-12，图 5-13）中，观察并记忆如下结构：**胸腺、主动脉弓及分支、上腔静脉、心及心包、气管、食管、胸主动脉、奇静脉、半奇静脉、迷走神经、交感干**等。

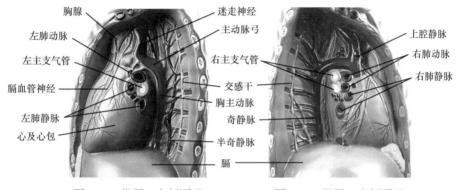

图 5-12 纵隔（左侧面观）　　图 5-13 纵隔（右侧面观）

（于佳田　杜文琪）

第六章 泌尿系统

泌尿系统（urinary system）由产生尿液的肾和输送尿液的输尿管、膀胱与尿道组成，其主要功能是排出机体新陈代谢过程中产生的废物和多余的水，保持机体内环境的平衡和稳定。

【课前导学】

案例：患者，男，40岁。从事办公室工作，在下班回家的路上突感身体左侧剧烈疼痛，无法站立，来院就诊。主诉：初感肋骨与髂骨之间有轻微的疼痛，之后疼痛加剧，持续约半个小时后突然缓解。疼痛似在游走，现移至腹股沟区。体查：左下腹有触痛和肌肉痉挛，但无肌强直。当深触后突然放手，症状缓解（无反跳痛）；排尿困难并伴有尿痛、血尿。X线检查报告：可见左侧输尿管右上部及膀胱内有小的结石。

临床相关解剖学问题：患者突发性剧痛的可能原因是什么？根据输尿管的解剖学知识，你认为结石会潜留于输尿管的哪些部位？

一、实验目的

通过对标本、模型上结构的学习辨认，①掌握：肾的形态、位置、被膜和固定。输尿管的分段及三个生理性狭窄的位置。膀胱的形态、膀胱三角的构成和特点。②熟悉：泌尿系统的组成。肾的构造。女性尿道的位置、形态特点。

二、实验标本和模型

（一）标本

肾外形、肾剖面、肾门血管、肾血管铸型、男泌尿生殖架、膀胱、盆腔正中矢状切面。

（二）模型

肾切面、盆腔正中矢状切面、泌尿架、肾血管、膀胱（硬塑）、膀胱前列腺放大。

三、实验方法

通过观察，在标本或模型上辨认出相应的解剖学结构，并适当联系临床实践。

四、课后思考与讨论

1.临床上输尿管结石易嵌顿的部位在哪里？

2.膀胱镜检查时，如何寻找输尿管口？

3.临床上膀胱肿瘤好发部位在哪里？为什么？

【课前导学问题解答】

解答：患者开始的剧烈疼痛是由于肾结石从肾盂排入左侧输尿管上端而引起。此种结石由无机或有机酸盐，或其他物质构成。大于输尿管管腔（大约 3mm）的结石在通过输尿管时会引起剧烈的疼痛。当结石沿输尿管下行时，疼痛会转移至内下方。这是由于输尿管在骨盆上口处弯向内下，故结石通过该处时会暂时受阻而使患者感到疼痛，随后当结石嵌顿在输尿管经膀胱壁段时也会引起疼痛。输尿管下端是一个极为狭窄的腔，是梗阻的好发部位。当结石进入膀胱后疼痛便会消失，但沿着输尿管径路的触痛却仍可持续一段时间。

第一节　肾

（一）肾的形态

肾（kidney）的外观似蚕豆，左、右各一，可分为上、下端，内、外缘，前、后面。在肾标本（图 6-1）中，观察并记忆如下结构：绿色虚线所在区域的**肾门**（renal hilum）；出入肾门的**肾动静脉**、**肾盂**；肾盂延伸的**输尿管**。

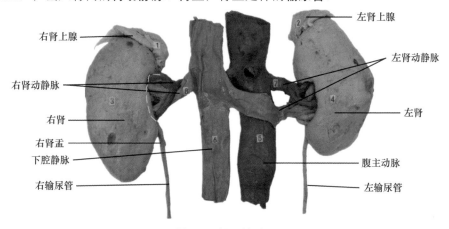

图 6-1　肾（前面）

肾窦是由肾门伸入肾实质的凹陷，容纳肾小盏、肾大盏、肾盂，以及血管、神经、淋巴、脂肪等。在右肾冠状切面模型（图 6-2）中，观察并记忆如下结构：黄色虚线所示的**肾窦**。

（二）肾的构造

肾由**肾皮质**（renal cortex）和**肾髓质**（renal medulla）两部分构成。在右肾冠状切面模型（图 6-2）中，观察并记忆如下结构：位于浅部的**肾皮质**，位于深部由若干个**肾锥体**构成的**肾髓质**；皮质伸入到髓质之间的**肾柱**；肾锥体尖端的**肾乳头**；包绕肾乳头的**肾小盏**；由肾小盏汇合形成的**肾大盏**；肾大盏汇合形成的**肾盂**等。

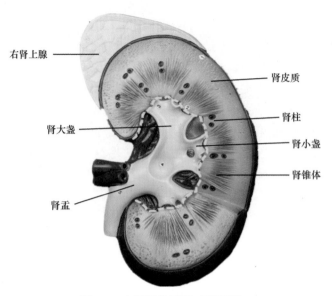

图 6-2　右肾冠状切面（后面观）

第二节　输尿管道（肾外部分）

（一）输尿管

在男性泌尿生殖器标本（图 6-3）和腹后壁脏器标本（图 6-4）中，观察可见：**输尿管**（ureter）起自肾盂末端，终于**膀胱**，按行程可分为**腹段**、**盆段**和**壁内段**。全程有三个生理性狭窄：肾盂与输尿管移行处；与髂血管交叉处；穿膀胱壁处。

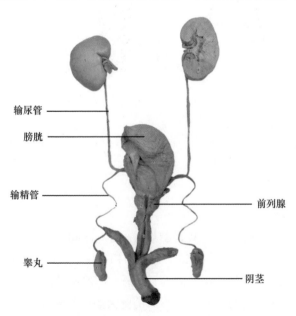

图 6-3　男性泌尿生殖器

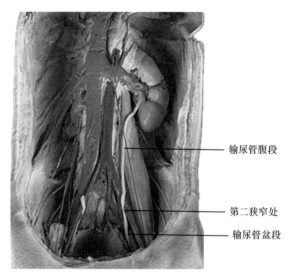

图 6-4　腹后壁脏器

输尿管腹段

第二狭窄处

输尿管盆段

（二）膀胱

　　膀胱（urinary bladder）空虚时呈三棱锥体形，可分为**尖、底、体、颈**四部。在男性正中矢状切面模型（图 6-5）中，观察并记忆如下结构：朝向前上方的**膀胱尖**；朝向后下方的**膀胱底**；尖与底之间的**膀胱体**；膀胱下部，男性与前列腺接触，女性与尿生殖膈接触的**膀胱颈**（红色虚线所示）。在女性膀胱冠状切面模型（图 6-6）中，观察并记忆如下结构：由两侧**输尿管口**和尿道内口围成的**膀胱三角**（trigone of bladder，黄色虚线所示）；两输尿管口之间的横行皱襞，即**输尿管间襞**，是膀胱镜检时寻找输尿管口的标志。

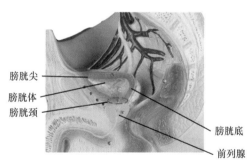

膀胱尖
膀胱体
膀胱颈

膀胱底
前列腺

图 6-5　男性正中矢状切面

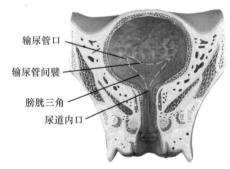

输尿管口
输尿管间襞
膀胱三角
尿道内口

图 6-6　女性膀胱冠状切面

（马巧英　原　飞）

第七章　生殖系统

生殖系统的功能是繁殖后代；形成并保持第二性征。生殖系统包括内生殖器和外生殖器两部分。内生殖器由生殖腺、生殖管道和附属腺组成；外生殖器则以两性交媾器官为主。

【课前导学】

案例：患者，男，70 岁，有前列腺疾病病史。主诉已 7 小时未排尿，感到非常疼痛。几次尿道插管都未成功，泌尿科医生决定行耻骨联合上穿刺入膀胱，以缓解膀胱压力。

临床相关解剖学问题：患者发生尿潴留的原因是什么？耻骨联合上穿刺会进入腹膜腔吗？

一、实验目的

通过对标本、模型上结构的学习辨认，①掌握：男性生殖器的分部；前列腺的位置、形态和分叶；男尿道的位置、分部和各部的形态（三个狭窄、三个扩大和两个弯曲）；女性生殖器的分部；输卵管的位置、形态和分部；子宫的位置、形态和固定装置；阴道穹的位置、形态和分部；盆膈的构成；会阴的概念（广义和狭义）；腹膜腔的概念和性别差异。②熟悉：睾丸的位置和形态；附睾的位置、形态和分部；输精管的位置、形态、分部和开口；阴茎包皮和包皮系带的位置和形态；卵巢的位置和固定装置；腹盆腔主要器官与腹膜的关系。

二、实验标本和模型

（一）标本

男泌尿生殖架、男、女盆腔正中矢状切面、女内生殖器。

（二）模型

男、女盆腔正中矢状切面、男泌尿生殖架、膀胱前列腺、子宫、女内生殖器、女性乳房。

三、实验方法

动手，观察，勤思考，理论联系实际。

四、课后思考与讨论

1. 男性患者插导尿管的时候需注意什么？为什么？

2. 男性节育手术时，一般结扎的部位在哪里？

3. 女性宫外孕发生的部位在哪里？

【课前导学问题解答】

解答：肥大的前列腺阻断尿道，阻碍了膀胱内尿液的排出。耻骨联合上穿刺是从耻骨联合上方经腹前壁进入腹腔，但不通过壁腹膜，因为膀胱充满尿液时升入腹部而把腹前壁的腹膜壁层向上推挤。多数情况下，膀胱在腹腔内破裂时，尿液和血液会流入腹腔。

第一节　男性生殖器

（一）男性内生殖器

男性内生殖器包括产生精子、分泌雄性激素的**睾丸**，输送精子的**附睾**、**输精管**、**射精管**和男性**尿道**，以及**前列腺**、**精囊**、**尿道球腺**等附属腺体。

1. 睾丸和附睾　　睾丸位于阴囊内，左、右各一。在睾丸和附睾标本（图7-1）中，观察并记忆如下结构：**睾丸**呈略扁的椭圆形，在睾丸上端和后缘有新月形的**附睾**，由上向下依次可见**附睾头**、**附睾体**和**附睾尾**三部分。

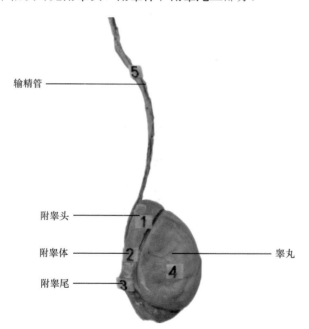

图 7-1　睾丸和附睾

2. 输精管、射精管和男性尿道　　在睾丸和附睾标本（图7-1）中，观察可见起自附睾尾的**输精管**。在男性盆腔正中矢状切面模型（图7-2）中，观察并记忆如下结构：穿经前列腺，开口于尿道前列腺部的**射精管**，起自膀胱三角下角的**尿道内口**，穿经前列腺的**尿道前列腺部**，穿经尿生殖膈的**尿道膜部**，贯穿尿道海绵体的**尿道海绵体部**，阴茎头内尿道扩大的部分为**舟状窝**；以及**耻骨下弯**（红色虚线所示）

和**耻骨前弯**（黄色虚线所示）。

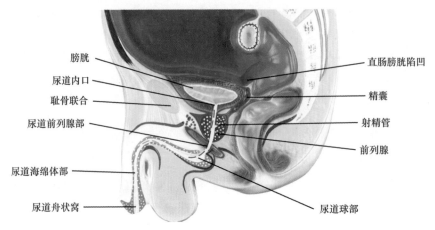

图 7-2　男性盆腔正中矢状切面

（二）男性外生殖器

在男性外生殖器标本（图 7-3）中，观察可见阴茎悬垂于耻骨联合前下方，分为**头**、**体**、**根**三部分；环绕阴茎颈的**阴茎包皮**。

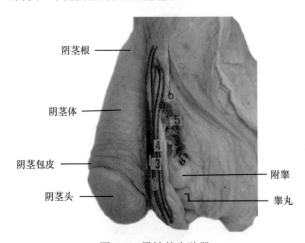

图 7-3　男性外生殖器

第二节　女性生殖器

女性内生殖器包括产生卵子、分泌雌性激素的**卵巢**，输送卵子的**输卵管**，**子宫**及**阴道**。外生殖器为阴道，女性乳房也归入女性生殖器。

（一）卵巢及输卵管道

在女性盆腔正中矢状切面模型（图 7-4）中，观察并记忆如下结构：盆腔侧壁卵巢窝内的**卵巢**，盆腔内的**输卵管**、**子宫**，包绕子宫颈下段的**阴道穹**，穿尿生殖膈的**阴道**。在女性内生殖器模型（图7-5）中，观察并记忆如下结构：由内向外输卵管的**子宫部**、**峡部**、**壶腹部**和**漏斗部**等四部分；子宫外形分出的**子宫底**、**子宫体**、**子宫颈**和**子宫峡**等部，由子宫底和子宫体围成的**子宫腔**，以及子宫颈内部的**子宫颈管**。

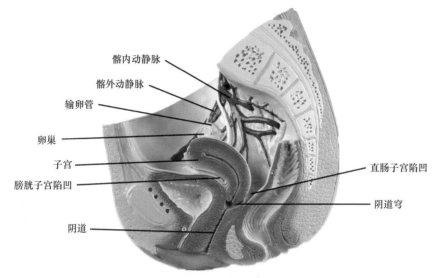

图 7-4 女性盆腔正中矢状切面

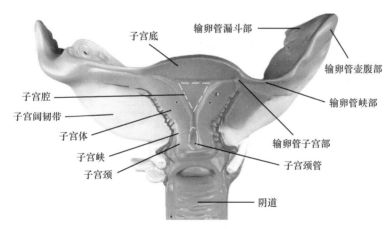

图 7-5 女性内生殖器

（二）女性乳房

青春期开始发育，妊娠后期和哺乳期的乳房有分泌活动。在女性乳房（mamma）模型（图7-6）中，观察并记忆如下结构：中央的**乳头**（nipple），乳头周围的**乳晕**，乳房内部的**乳腺小叶**、**输乳管**、**输乳管窦**等。

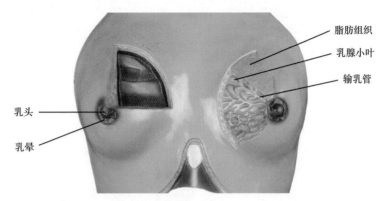

图 7-6　女性乳房

附：腹膜（peritoneum）

腹膜可分为衬于腹、盆腔壁内面的**壁腹膜**和覆盖在腹盆腔脏器表面的**脏腹膜**两部分。脏、壁腹膜互相延续、移行围成不规则、潜在的**腹膜腔**（peritoneal cavity）。

1. 腹膜与腹盆腔脏器的关系　在腹膜腔横切面模型（图 7-7）中，观察可见：根据腹膜覆盖脏器表面的情况，腹盆腔脏器可分为**腹膜内位器官**（如空、回肠）、**腹膜间位器官**（如升结肠）、**腹膜外位器官**（如胰）三类。

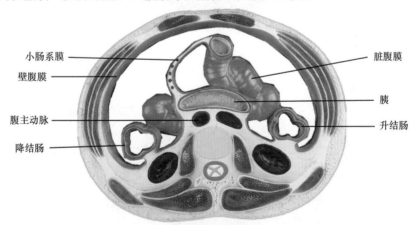

图 7-7　腹膜腔横切面

2. 腹膜的隐窝、陷凹和皱襞图　在男性盆腔正中矢状切面模型（图 7-2）中，观察可见：膀胱与直肠之间的**直肠膀胱陷凹**（rectovesical pouch）。在女性盆腔正中矢状切面模型（图 7-4）中，观察可见：膀胱与子宫之间有**膀胱子宫陷凹**（vesicouterine pouch），直肠与子宫之间为**直肠子宫陷凹**（rectouterine pouch），也称 Douglas 腔。站立或半卧位时，男性直肠膀胱陷凹和女性直肠子宫陷凹是腹膜腔最低部位，故积液多存在于这些陷凹内。

（张海锋　梁　昌）

第三篇　脉　管　系

脉管系包括心血管系统和淋巴系统，是体内封闭的连续管道系统。脉管系的主要功能是通过血液和淋巴液不断把吸收的营养物质或氧输送到全身各器官，同时又将产生的代谢产物运送至肺、肾、皮肤等器官排出体外，保证人体新陈代谢的正常进行。内分泌腺产生的激素也通过脉管系输送到相应的器官，发挥调节作用。

第八章　心血管系统

【课前导学】

案例：患者，男，22岁，因为与人发生争执，导致胸部被刺，急诊就医，查体发现：伤口位于左侧第3肋间隙靠近胸骨处，同时面部和颈部静脉充血。

临床相关解剖学问题：哪些重要结构可能受损？颈部和面部静脉充血的可能原因是什么？

一、实验目的

通过对标本、模型上结构的学习辨认，①掌握：心血管系统的组成及大、小循环的径路；心的位置、外形、各腔的形态；主动脉的起止、行程、分部及各部主要分支；全身各部动脉主干及其主要分支分布；上、下腔静脉系的组成及主要属支。②熟悉：心尖切迹和房室交点的位置；房间隔、室间隔的结构和形态特点；肺动脉干及左、右肺动脉的起、止和经行；肝门静脉吻合路径。

二、实验标本和模型

（一）标本

心外形、心内腔、心瓣膜、心传导系、主动脉架、头颈部动脉、上肢动脉、下肢动脉、肠系膜上下动脉、盆腔动脉、腹腔动脉、会阴动脉神经、静脉架、上肢浅静脉、下肢浅静脉。

（二）模型

心放大、心（自然大）、心传导系、全身浅静脉。

三、实验方法

通过观察，在标本或模型上辨认出相应的解剖学结构，并适当联系临床实践。

四、实验内容指导

心血管系统由心、动脉、静脉和毛细血管组成，血液循环分为体循环和肺循环两大环节。

五、课后思考与讨论

1. 如何在体表确定心的位置？其周围毗邻的器官有哪些？

2. 头面部出血时，哪些部位能达到压迫止血的目的？

3. 经肘正中静脉注射药物后，药物经何途径到达胃？

【课前导学问题解答】

解答：刀子可能刺穿心包腔和右心室，血液进入心包腔后导致心包积血和心包填塞。随着血液在心包腔的积聚，心脏收缩和舒张能力降低，血液进入心脏的量减少，血液循环受损。上腔静脉血液蓄积，头、颈静脉血回流受阻导致面部静脉充血。可采取心包穿刺排出心包积血以解除心脏填塞，可将宽口径针从胸骨左缘第 5 或第 6 肋间隙插入心包腔抽出血液。

第一节　心

心是血液循环的动力泵。

（一）心的位置

在心的位置标本（图 8-1）中，观察可见：**心**位于中纵隔内，表面包裹有**心包**，下方为**膈**、两侧为**肺**、上方有大血管出入。

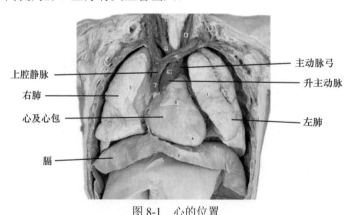

上腔静脉　——　　　　　　　　　——　主动脉弓
　　　　　　　　　　　　　　　　　——　升主动脉
右肺　——
心及心包　——　　　　　　　　　　——　左肺

膈　——

图 8-1　心的位置

（二）心的外形

在心的外形标本（图 8-2）中，观察并记忆如下结构：心脏呈倒置的圆锥形，朝向左前下的为**心尖**（cardiac apex）、右后上的为**心底**（cardiac base），环绕心底的为**冠状沟**（coronary sulcus），夹持肺动脉干根部的为**左、右心耳**；胸肋面的

前室间沟，前室间沟两侧的为**左、右心室**出心的血管有**肺动脉干**和**升主动脉**，入心的血管有上、**下腔静脉**，4 条**肺静脉**。

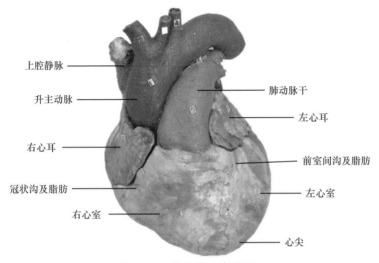

图 8-2　心的外形（前面观）

（三）心腔的形态

心借着房间隔、室间隔分为左、右心房和左、右心室 4 个腔。

1. 右心房（right atrium）**和右心室**（right ventricle）　在右心室内腔标本（图 8-3）及左心房和左心室标本（图 8-4）中，观察并记忆如下结构：进入右心房的**上腔静脉口、下腔静脉口**；右心室入口为**右房室口**，口周有**三尖瓣**（tricuspid valve），瓣尖游离缘通过**腱索**连于**乳头肌**；室间隔与前乳头肌根部之间有**隔缘肉**

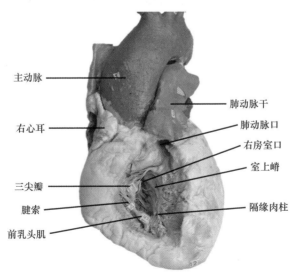

图 8-3　右心室内腔（前壁打开）

柱；右房室口与肺动脉口之间室壁上可见弓形隆起的**室上嵴**；右心室出口为**肺动脉口**，有**肺动脉瓣**（valve of pulmonary trunk）（图 8-5）。

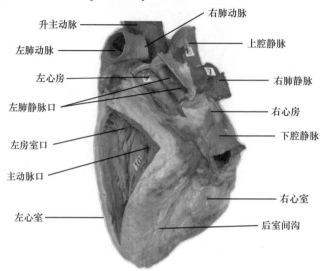

升主动脉
右肺动脉
左肺动脉
上腔静脉
左心房
右肺静脉
左肺静脉口
右心房
左房室口
下腔静脉
主动脉口
右心室
左心室
后室间沟

图 8-4　左心房和左心室（后壁打开）

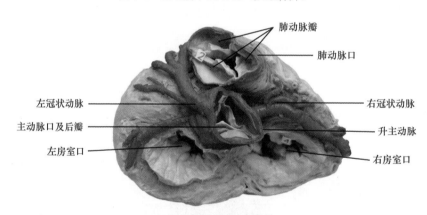

肺动脉瓣
肺动脉口
左冠状动脉
右冠状动脉
主动脉瓣及后瓣
升主动脉
左房室口
右房室口

图 8-5　心的动脉和瓣膜

2. 左心房（left atrium）**和左心室**（left ventricle）　在左心房、左心室标本（图 8-4）中，观察并记忆如下结构：进入左心房的**肺静脉口**，出左心房的**左房室口**。入左心室的左房室口，口周有**二尖瓣**（bicuspid valve）；出左心室的为**主动脉口**，有**主动脉瓣**（aortic valve）（图 8-5）。

3. 心的构造　心壁由心内膜、心肌层和心外膜组成。在心室壁标本（图 8-6）中，观察可见：构成心室壁的浅、中和深 3 层心肌。浅层心肌斜行走行至心尖处形成心涡，转入深层，深层心肌是纵行走行，浅层与深层之间的是环形的中层心肌。

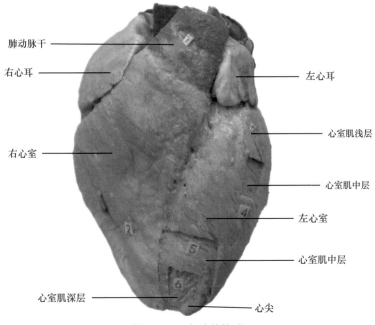

图 8-6 心室壁的构成

在心的动脉和瓣膜标本（图 8-5）中，观察并记忆如下结构：**主动脉口、肺动脉口、主动脉瓣、肺动脉瓣、主动脉窦**，**左房室口**及**右房室口**。

4. **心的传导系** 心的传导系产生并传导冲动，使心房肌和心室肌按照正常节律有序收缩、舒张。在心传导模型（图 8-7）中，观察可见红色线条所示：**结间束、房室结、房室束、左束支**和**右束支**。

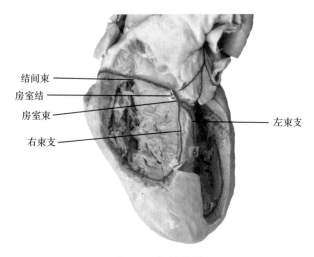

图 8-7 心的传导

5. **心的血管** 心的动脉血供来自冠状动脉。在心的动脉和瓣膜标本（图 8-5）

和心的血管标本（图8-8）中，观察并记忆如下结构：发自左主动脉窦的**左冠状动脉**（left coronary artery），自左冠状动脉发出的**右缘支**；发自右主动脉窦的**右冠状动脉**（right coronary artery），经左心耳与肺动脉起始部之间向左行，随后发出**前室间支**和**旋支**。

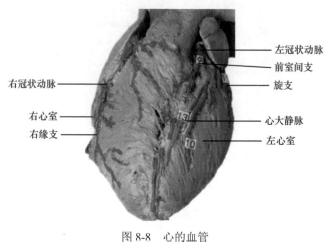

图 8-8　心的血管

第二节　动　脉

动脉是运送血液离心的血管，包括肺循环动脉和体循环动脉。

（一）肺循环动脉及分支

在肺动脉及分支模型（图8-9）中，观察可见：起自右心室的**肺动脉干**（pulmonary trunk），其在主动脉下方分出的**左肺动脉**和**右肺动脉**，在其分叉偏左可见**动脉韧带**。

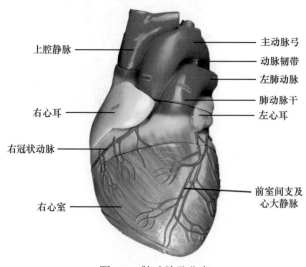

图 8-9　肺动脉及分支

（二）体循环动脉及分支

体循环动脉主干为**主动脉**（aorta）。在体循环动脉标本（图 8-10）中，观察并记忆如下结构：起自左心室的**升主动脉**（ascending aorta），向上延伸形成的**主动脉弓**（aortic arch）；主动脉弓的凸侧向上由右向左依次发出**头臂干、左颈总动脉**和**左锁骨下动脉**三大分支。主动脉弓弯转向左后方至第 4 胸椎体下缘向下形成的**降主动脉**，包括**胸主动脉**和**腹主动脉**。

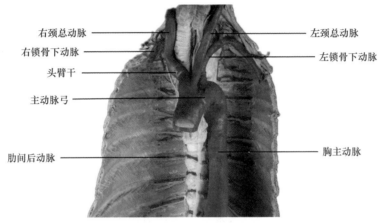

图 8-10　体循环动脉

1. 颈总动脉（common carotid artery）及分支　左、右颈总动脉的来源不同，左侧起于主动脉弓，右侧起于头臂干。在颈总动脉及其分支标本（图 8-11）中，观察并记忆如下结构：在甲状软骨上缘水平可见颈总动脉分为**颈内动脉**（internal carotid artery）和**颈外动脉**（external carotid artery）；向下走行至甲状腺的**甲状**

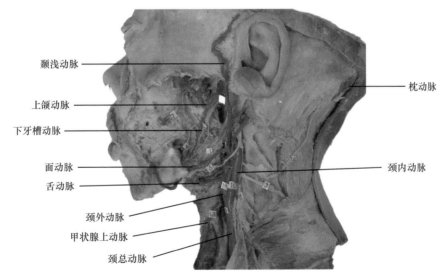

图 8-11　颈总动脉及其分支

腺上动脉（superior thyroid artery）、走向面部的**面动脉**（facial artery）、走入颞区的**颞浅动脉**（superficial temporal artery）、进入颞下窝的**上颌动脉**（maxillary artery）和分布于枕部的**枕动脉**。

2. 锁骨下动脉（subclavian artery）及分支　左、右锁骨下动脉来源不同，右侧起于头臂干，左侧直接起于主动脉弓。在锁骨下动脉及分支标本（图 8-12）中，观察并记忆如下结构：发出的**甲状颈干**（thyrocervical trunk）、向上穿经于颈椎横突孔内的**椎动脉**（vertebral artery）、向下走行的**胸廓内动脉**（internal thoracic artery）。

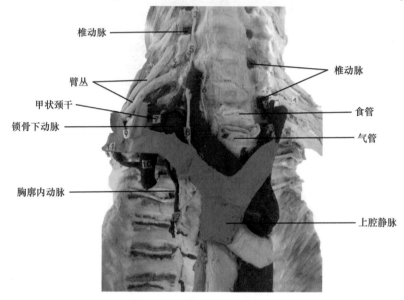

椎动脉
臂丛
甲状颈干
锁骨下动脉
胸廓内动脉

椎动脉
食管
气管
上腔静脉

图 8-12　锁骨下动脉及分支

3. 上肢动脉　上肢动脉主干是锁骨下动脉的延续。在上肢血管标本（图 8-13）中，观察并记忆如下结构：腋窝中的**腋动脉**（axillary artery）、臂部肱二头肌内侧沟中的**肱动脉**（brachial artery）、前臂部的**尺动脉**（ulnar artery）和**桡动脉**（radial artery）、手掌侧的**掌浅弓**（superficial palmar arch）和**掌深弓**（deep palmar arch）。掌浅弓发出的三支**指掌侧总动脉**和一支**小指尺掌侧动脉**（图 8-13b）。掌深弓发出的三支**掌心动脉**（图 8-13c）。

4. 胸主动脉（thoracic aorta）　胸部动脉起自第 4 胸椎体下缘，止于第 12 胸椎水平的主动脉裂孔。在体循环动脉标本（图 8-10）中，观察可见其发出的肋间后动脉。

5. 腹主动脉（abdominal aorta）及分支　胸主动脉穿过主动脉裂孔延续为腹主动脉，其沿下腔静脉左侧下行至第 4 腰椎水平分为**左、右髂总动脉**。在腹主动脉及分支标本（图 8-14）中，观察并记忆如下结构：不成对的脏支有**腹腔干、肠系膜上动脉、肠系膜下动脉**；成对的脏支有**肾动脉**；壁支有**腰动脉、膈下动脉**和**骶正中动脉**。

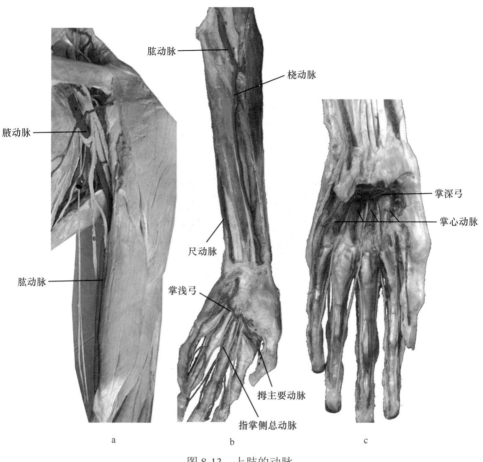

图 8-13　上肢的动脉

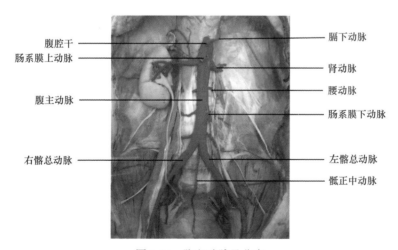

图 8-14　腹主动脉及分支

6. 髂总动脉（common iliac artery）**及分支**　髂总动脉自第 4 腰椎下缘高度由

腹主动脉分出后，沿腰大肌内侧向外下行，至骶髂关节处分为**髂内动脉**（internal iliac artery）和**髂外动脉**（external iliac artery）。在髂总动脉及分支标本（图 8-15）中，观察并记忆如下结构：**左、右髂总动脉，左、右髂内动脉，左、右髂外动脉。**

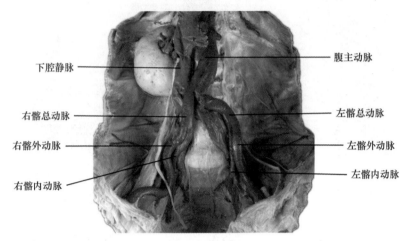

左侧标注（从上到下）：下腔静脉、右髂总动脉、右髂外动脉、右髂内动脉

右侧标注（从上到下）：腹主动脉、左髂总动脉、左髂外动脉、左髂内动脉

图 8-15　髂总动脉及分支

（1）髂内动脉及分支：在髂内动脉及分支模型（图 8-16）中，观察并记忆如下结构：髂内动脉发出穿梨状肌上、下孔的**臀上动脉、臀下动脉、阴部内动脉**；沿骶骨外侧走行的**骶外侧动脉**；沿盆侧壁向前走行的**闭孔动脉**；分布于盆腔脏器的**脐动脉、子宫动脉、膀胱下动脉、直肠下动脉。**

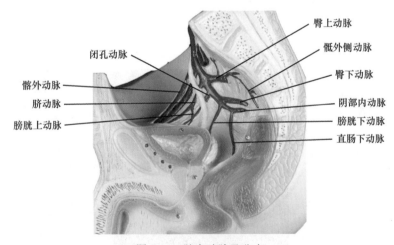

左侧标注（从上到下）：闭孔动脉、髂外动脉、脐动脉、膀胱上动脉

右侧标注（从上到下）：臀上动脉、骶外侧动脉、臀下动脉、阴部内动脉、膀胱下动脉、直肠下动脉

图 8-16　髂内动脉及分支

（2）髂外动脉及分支：髂外动脉经腹股沟韧带中点深方进入股前区，延续为股动脉。在腹前壁内面观模型（图 8-17）中，观察可见：由髂外动脉发出的**旋髂深动脉、腹壁下动脉。**

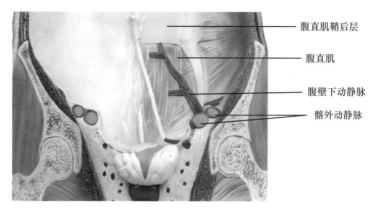

图 8-17 腹前壁内面观

7. 下肢动脉 在下肢动脉，足背动、静脉和足底动脉标本（图 8-18，图 8-19）中，观察并记忆如下结构：走行在大腿前群肌之间的为**股动脉**（femoral artery）、**股深动脉**；股动脉经收肌腱裂孔进入腘窝后，延续为**腘动脉**（popliteal artery）；行于小腿后群肌中的为**胫后动脉**（posterior tibial artery）；由**胫前动脉**（anterior tibial artery）延伸至足背的为**足背动脉**，胫后动脉延伸至足底的为**足底内、外侧动脉**。

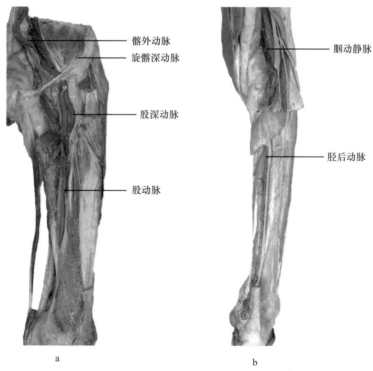

图 8-18 下肢动脉

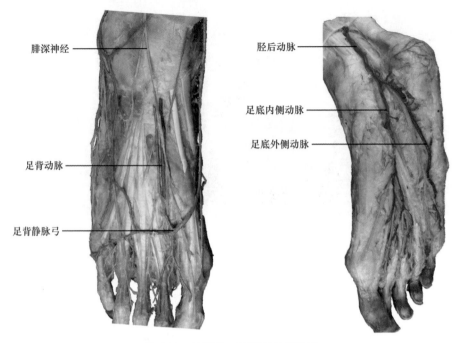

图 8-19　足背动、静脉和足底动脉

第三节　静　　脉

　　静脉是引导血液回心的血管。全身静脉分为肺循环的静脉和体循环的静脉。肺循环的静脉即肺静脉，而体循环的静脉包括心静脉系、上腔静脉系和下腔静脉系。

（一）上腔静脉系

　　上腔静脉系由上腔静脉及属支组成。上腔静脉由左、右头臂静脉汇合而成，主要收纳膈以上上半身的静脉血，除了心和肺的大部分。在上腔静脉及属支模型（图 8-20）中，观察并记忆如下结构：左、右头臂静脉形成的**上腔静脉**（superior

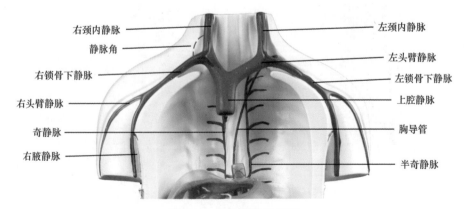

图 8-20　上腔静脉及属支

vena cava），有**奇静脉**（azygos vein）汇入；**头臂静脉**（brachiocephalic vein）由**颈内静脉**（internal jugular vein）与**锁骨下静脉**（subclavian vein）合并形成，汇合成为**静脉角**（venous angle，红色虚线所示）。在头颈部浅静脉标本（图 8-21）中，观察可见：锁骨下静脉的属支**颈外静脉**（external jugular vein）。

1. **头颈部的静脉** 头颈部静脉血主要回流入**颈内静脉**，在面部静脉标本（图 8-22）中，观察并记忆如下结构：颈内静脉纵行于颈总动脉外侧，其颅外主要属支有**面静脉**（facial vein）、**下颌后静脉**（retromandibular vein）以及汇入下颌后静脉的**颞浅静脉**，颞下窝中的**上颌静脉**。

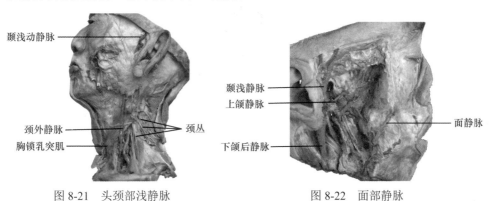

图 8-21 头颈部浅静脉 　　　　　　　　　图 8-22 面部静脉

2. **上肢的浅静脉** 上肢的深静脉与同名动脉伴行，且多为两条。在上肢的浅静脉标本（图 8-23）中，观察并记忆如下结构：**头静脉**（cephalic vein）、**贵要静脉**（basilic vein）、**肘正中静脉**（median cubital vein）。

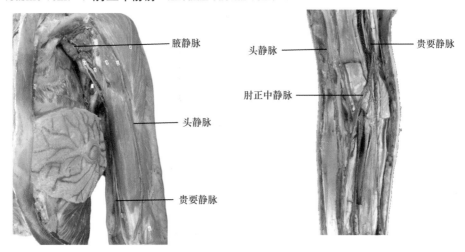

图 8-23 上肢的浅静脉

（二）下腔静脉系

下腔静脉系由下腔静脉（inferior vena cava）及其属支组成。下腔静脉由左、右髂总静脉汇合而成，在下腔静脉模型（图 8-24）中，观察并记忆如下结构：**下腔静脉，左、右髂总静脉，髂内静脉，髂外静脉**。

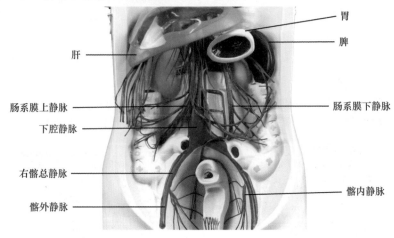

图 8-24 下腔静脉

1. 下肢的浅静脉 下肢深静脉与同名动脉伴行，且多为两条。在足背动、静脉和足底动脉标本（图 8-19）中，观察并记忆如下结构：足背静脉弓，起自静脉弓内、外侧的**大隐静脉**（great saphenous vein）、**小隐静脉**（small saphenous vein）。在下肢浅静脉标本（图 8-25）中，观察并记忆如下结构：大隐静脉的属支**股内侧浅静脉、股外侧浅静脉、旋髂浅静脉、腹壁浅静脉**等。

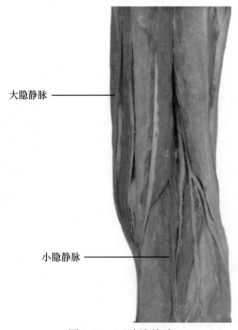

图 8-25 下肢浅静脉

2. 肝门静脉系　肝门静脉和其属支组成肝门静脉系，收集腹盆腔不成对器官（除肝和直肠下段外）的静脉血入肝。肝门静脉由肠系膜上静脉和脾静脉在胰头后方汇合形成，主要属支有：**肠系膜上静脉、脾静脉、肠系膜下静脉、胃左静脉、胃右静脉、胆囊静脉、附脐静脉**。在下腔静脉模型（图 8-24）中，观察可见：**肠系膜上静脉、肠系膜下静脉**。

（万法萍　赵春明）

第九章 淋巴系统

【课前导学】

案例：患者，女，46 岁。自诉左侧乳房有一硬而无痛的肿块，体查发现其左乳外上象限有一包块，而且该部位皮肤增厚且表面有浅凹形成，左乳头明显较右乳头高，腋窝触诊发现大而硬的淋巴结，经穿刺病理检查诊断为乳腺癌。

临床相关解剖学问题：左侧乳腺外上象限通过淋巴回流最有可能将癌细胞转移至何部位？癌细胞通过淋巴扩散还能转移到其他哪些淋巴结？皮肤增厚且表面形成浅凹及乳头增高的原因是什么？

一、实验目的

通过对标本、模型上结构的学习辨认，①掌握：淋巴系统的组成；9 条淋巴干的名称；胸导管的起始、经行、注入部位及收集范围；右淋巴导管的形成、注入部位及收集范围；脾的位置和形态；锁骨上淋巴结（Virchow 淋巴结）、腋淋巴结群、腹股沟浅淋巴结的位置、收集范围和注入部位；肺及乳房的淋巴回流；胃、子宫淋巴回流。②熟悉：淋巴管道的组成；主要淋巴器官的名称；颈（外侧）深淋巴结的分群；颈干、锁骨下干、支气管纵隔干、腰干和肠干的形成、收集范围和注入部位。③了解：淋巴系统的功能；各级淋巴管道的特点；9 条淋巴干的形成；淋巴结的形态和分布规律；头颈交界处各群淋巴结的名称、收集范围及输出管的去向；颈部淋巴结的分群及各群输出管的去向；上肢淋巴结的分布；胸壁和胸腔脏器淋巴结群的名称；腹部、盆部及下肢淋巴结群的名称；髂内和骶淋巴结的位置、收集范围和注入部位。

二、实验标本和模型

（一）标本

全身内分泌腺标本。

（二）模型

颈、胸淋巴结、管，腹股沟淋巴结、管模型。

三、实验方法

通过观察，在标本或模型上辨认出相应的解剖学结构，并适当联系临床实践。

四、实验内容指导

淋巴系统由淋巴管道、淋巴器官和淋巴组织组成，是脉管系的重要组成部分。

（一）淋巴管道

淋巴管道可分为毛细淋巴管、淋巴管、淋巴干和淋巴导管四级。全身的淋巴管汇集形成左、右颈干，左、右锁骨下干，左、右支气管纵隔干，左、右腰干及 1 条肠干等 9 条淋巴干，而它们又汇集形成**胸导管**（thoracic duct）和**右淋巴导管**（right lymphatic duct），分别注入左、右静脉角。在上腔静脉及属支模型（图 8-20）中，观察可见胸导管由食管右侧上行渐转至左侧，最后注入左静脉角。

（二）淋巴器官

淋巴器官包括淋巴结（lymph nodes）、脾（spleen）、胸腺、扁桃体。在淋巴管道和淋巴结模型（图 9-1）中，观察并记忆如下结构：**淋巴管、淋巴结**；位于锁骨上的**锁骨上淋巴结**；腋窝中的**腋窝淋巴结**；腹股沟区的**腹股沟浅淋巴结**。在淋巴器官和内分泌腺标本（图 9-2）中，观察并记忆如下结构：胸骨柄后方的胸腺，左季肋区的**脾**，脾上缘的两个**脾切迹**。

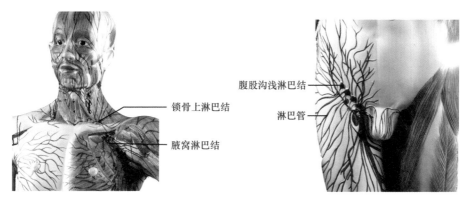

图 9-1　淋巴管道和淋巴结

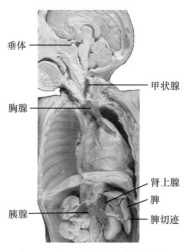

图 9-2　淋巴器官与内分泌腺

五、课后思考与讨论

1. 胸导管的起止、行程和收集范围是什么？

2. 讨论9条淋巴干各自收集的范围。

3. 脾的位置、形态和功能是什么？

【课前导学问题解答】

解答：来自乳房左上象限的癌细胞被淋巴转运至腋窝淋巴结；主要转运至胸肌群，也可能转运至锁骨上、下淋巴结群。癌细胞侵入乳腺的淋巴系统即为产生水肿（组织内渗液堆积）的原因，水肿又导致皮肤变厚而出现小窝，类似于橘皮或猪皮。当癌细胞侵犯悬韧带、腺组织或乳腺管时就会出现局部皮肤凹陷（较大的窝，指尖大小或更大）和（或）乳头回缩。当癌细胞侵入乳房后结构、胸部深筋膜和胸内淋巴结时，整个乳房的肿大将导致同侧乳头较对侧高。

（孙德旭　曾凡强）

第四篇 调节系

调节系可调控全身各系统的器官、组织协调统一地进行各种生理活动，使机体与环境之间保持动态平衡，包括内分泌系统、感受器系统和神经系统。

第十章 内分泌系统

内分泌系统是机体的调节系统，与神经系统相辅相成，共同维持机体内环境的平衡与稳定，调节机体的生长发育和各种代谢活动，并调控生殖，影响各种行为。

【课前导学】

案例：患者，女，30岁，颈部前方有一包块，体重持续下降且精神紧张。就诊后主诉：家人抱怨她容易急躁、激动和哭泣。体格检查：眼球突出、脉搏加快、手指震颤、手掌潮湿和体重下降。颈部触诊发现：喉下方两侧各有一个肿块，随吞咽上下移动。甲状腺功能检测发现三碘甲腺原氨酸（T3）、甲状腺素（T4）升高，而促甲状腺激素（TSH）下降，确诊为甲状腺功能亢进。

临床相关解剖学问题：肿大的甲状腺随吞咽上下移动的解剖学基础是什么？如果进行全甲状腺切除，哪些内分泌腺容易被误摘？后果是什么？

一、实验目的

通过对标本、模型上结构的学习辨认，①掌握：甲状腺、甲状旁腺、胸腺、肾上腺、垂体、松果体的位置。②熟悉：甲状腺的形态；垂体的分部。

二、实验标本和模型

（一）标本

甲状腺、全身内分泌腺、头正中矢状切面。

（二）模型

喉、甲状腺。

三、实验方法

通过观察，在标本或模型上辨认出相应的解剖学结构，并适当联系临床实践。

四、实验内容指导

内分泌系统由内分泌腺和内分泌组织组成。内分泌腺分泌的激素直接进入血液循环，作用于特定的靶器官。内分泌组织以细胞团分散于机体的器官或组织内。此外，内脏和脉管等系统的许多器官也兼具内分泌功能。在甲状腺模型（图 10-1）中，观察并记忆如下结构：喉和气管两侧呈"H"形的**甲状腺**（thyroid gland），气管软骨环前方的**甲状腺峡**，两侧的**甲状腺侧叶**，及其后方的**甲状旁腺**（parathyroid gland）。在淋巴器官和内分泌腺标本（图 9-2）中，观察可见上纵隔前部的**胸腺**（thymus）；肾上端的**肾上腺**（suprarenal gland）；垂体窝中的**垂体**（hypophysis）；**松果体**（pineal body）等。

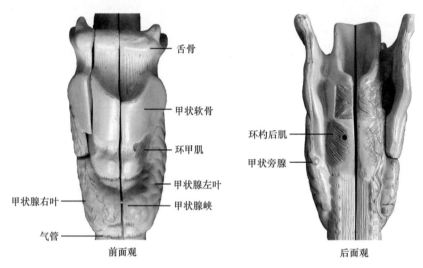

前面观　　　　　　　　　　　　　　　　后面观

舌骨

甲状软骨

环甲肌

甲状腺左叶

甲状腺右叶

甲状腺峡

气管

环杓后肌

甲状旁腺

图 10-1　甲状腺

五、课后思考与讨论

1. 侏儒症和巨人症产生的原因是什么？

2. 呆小症产生的原因是什么？

【课前导学问题解答】

解答：由于甲状腺借颈筋膜的气管前层附着在喉上，所以颈部甲状腺肿大形成的包块可以随吞咽而上下移动。甲状腺功能亢进的外科治疗是切除双侧甲状腺侧叶的一部分（不完全的甲状腺切除术），保留少量的甲状腺组织以分泌激素。由于甲状旁腺主要位于甲状腺的后表面，所以常保留甲状腺的后部以避免误摘甲状旁腺。至少有一个甲状旁腺能分泌甲状旁腺激素，该激素能维持血液和体液中钙的正常水平。摘除甲状旁腺使患者产生惊厥，手足抽搐。其症状是精神紧张、痉挛及面部和四肢肌肉的抽搐。

（宋　亮　刘亚南）

第十一章 感 受 器

感受器系统是感受器及其附属结构的总称，又称为感觉器。感受器是机体感受内、外环境变化刺激而产生兴奋的结构，广泛存在于人体各部，其构造繁简不一。有的很复杂，不仅感受装置更为完善，而且还有复杂的附属结构，这类特殊感受器加上其相关辅助装置构成了感觉器，如视器、前庭蜗器等。

第一节 视　　器

【课前导学】

案例：患者，男，15 岁，双眼近视多年，近视度数呈递增趋势，目前双眼近视度数在 400° 左右。一天前，打篮球时不慎被篮球撞到左眼，当即觉得眼花，看东西模糊，未重视。第二天发现左眼无法视物，急诊眼科治疗，检查发现：患者左眼视网膜大部分脱离。

临床相关解剖学问题：视网膜脱离的解剖学基础是什么？近视为什么会容易引起视网膜脱落？

一、实验目的

通过对标本、模型上结构的学习辨认，①掌握：眼球壁三层结构的位置、名称；眼屈光系统的组成；房水循环的路径；结膜的位置和分部；泪器的组成；眼外肌的性质、名称、位置和功能。②熟悉：眼球纤维膜、血管膜、视网膜的构成、分部、各部的形态；眼内肌的性质、名称、位置和功能；眼房的位置、分部和交通；眼球内容物及晶状体的形态和结构；视网膜中央动脉的起始、经行和分支分布。③了解：眼轴和视轴的概念；眼球壁三层结构的功能；房水的生理功能和临床意义；晶状体、玻璃体的生理功能；眼副器的功能；眼睑的形态、结构；眶脂体、眼球鞘和巩膜外隙的位置和功能；眼的血管起源、经行及其注入部位。

二、实验标本和模型

（一）标本

眼球剖面、眼外肌。

（二）模型

眼球、眼外肌、眶放大模型。

三、实验方法

通过观察，在标本或模型上辨认出相应的解剖学结构，并适当联系临床实践。

四、实验内容指导

视器由眼球和眼副器两部分构成，眼球又由眼球壁和眼内容物组成。视器的主要功能是接受光波的刺激，将光刺激转变为神经冲动，经视觉传导通路至视觉中枢，产生视觉。

（一）眼球

眼球（eyeball）位于眼眶内，由眼球壁及其内容物组成。在眼球水平切面模型（图11-1）中，观察并记忆如下结构：眼球壁从外至内的三层膜，即**纤维膜、血管膜**和**视网膜**（retina）。在眼球水平切面模型和眼球壁及眼内容物模型（图11-1，图11-2）中，观察并记忆如下结构：纤维膜前1/6的**角膜**（cornea）、后5/6的**巩膜**（sclera），两者交界处的**巩膜静脉窦**；血管膜从前至后的**虹膜**（iris）、**睫状体**（ciliary body）和**脉络膜**（choroid）；视网膜从前向后的**虹膜部、睫状体部**和**视部**（黄色部分），前两部为盲部（黑色部分）。视网膜视部可见视神经穿出形成的**视神经盘**（optic disc，又称生理性盲点），视神经盘颞侧淡黄色的**黄斑**（macula lutea）及**中央凹**。

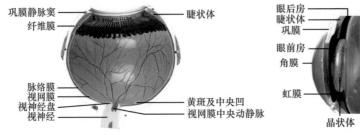

图 11-1 眼球水平切面

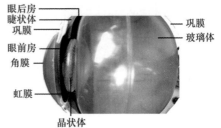

图 11-2 眼球壁及眼内容物

（二）眼球的内容物

眼球的内容物包括**房水**（aqueous humor）、**晶状体**（lens）和**玻璃体**（vitreous body），房水充填于眼前、后房之中。在眼球壁及眼内容物模型（图11-2）中，观察并记忆如下结构：由前向后的**角膜、虹膜**；双凸透镜形的**晶状体**；介于晶状体和视网膜之间的**玻璃体**；介于角膜和虹膜之间的**眼前房**；虹膜和晶状体之间的**眼后房**。

（三）眼副器

眼副器对眼球起保护、运动和支持作用。同学们在体观察并记忆如下结构：眼球前方的**眼睑**（palpebrae），动手上翻或下翻眼睑可见被覆于巩膜表面或上、下眼睑内面的**球结膜和睑结膜**，仔细观察会发现结膜上血管丰富。下翻下眼睑，在内眦部下眼睑缘上可见**泪点**，其通泪小管、鼻泪管。在骨性眶模型（图11-3）中，观察可见：在眶内侧壁上有**泪囊窝**，在体状态下有泪囊；窝的下方有**鼻泪管**，通下鼻道。在眼球外肌模型（图11-4）中，观察并记忆如下结构：**上斜肌、下斜肌、上直肌、下直肌、内直肌、外直肌、上睑提肌**。

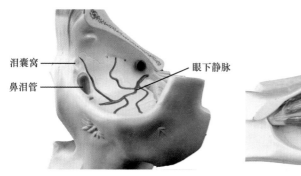

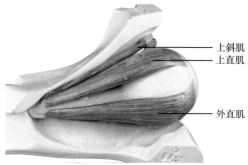

图 11-3　骨性眶　　　　　　　　　　图 11-4　眼球外肌

（四）眼的血管

眼的动脉主要来自颈内动脉发出的眼动脉。在眼球水平切面模型（图 11-1）中，观察可见：走行于视神经内的**视网膜中央动脉**。

五、课后思考与讨论

1. 光线经过哪些结构到达视网膜？

2. 青光眼是如何形成的？

【课前导学问题解答】

解答：视网膜视部分两层。外层为色素上皮层，由单层色素上皮细胞构成；内层为神经层，是视网膜的固有结构。两层之间有一潜在性的间隙，是造成视网膜脱离的解剖学基础。随着近视不断发展到高度近视，眼球不断地变长，但是视网膜并不能跟着眼球的变长而生长，这导致视网膜处在一个长期牵拉绷紧的状态。一旦有外力作用于眼球，视网膜就很容易出现破裂脱离。

第二节　前庭蜗器

【课前导学】

案例：患者，男，8 岁，因严重耳痛而就诊，耳镜检查发现鼓膜肿胀、发炎，其母亲告诉医生男孩曾患重感冒和咽喉感染。

临床相关解剖学问题：耳部感染位于何处？这种感染称什么？如不做充分治疗，感染可向何处扩散？咽喉感染如何导致鼓膜肿胀、发炎？

一、实验目的

通过对标本、模型上结构的学习辨认，①掌握：鼓室的位置和通连；咽鼓管的位置、分部和开口；位觉感受器和听觉感受器的名称、位置和功能。②熟悉：外耳、中耳、内耳的组成；外耳道的位置、分部及幼儿外耳道的形态特点；鼓膜的位置、形态和分部；鼓室各壁的结构和各壁的毗邻；婴幼儿咽鼓管的生理特点；乳突小房和乳突窦的位置和开口；骨迷路、膜迷路的分部和各部的位置。③了解：前庭蜗器的功能；耳郭的形态和结构；外耳道的结构特点和临床意义；光锥的临床意义；听小骨链的位置、构成和功能；咽鼓管的功能；乳突小房、乳突窦的毗邻；骨迷路、膜迷路各部的形态；声波的传导途径。

二、实验标本和模型

（一）标本

外耳、中耳、内耳。

（二）模型

颞骨剖面、内耳迷路（塑）、耳放大（软塑）、听小骨。

三、实验方法

通过观察，在标本或模型上辨认出相应的解剖学结构，并适当联系临床实践。

四、实验内容指导

前庭蜗器又称位听器，包括平衡器（位觉器）和听器，由**外耳、中耳**和**内耳**三部分组成。

（一）外耳和中耳

在耳放大模型（图 11-5）中，观察并记忆如下结构：组成外耳的**耳郭**和**外耳道**（红色虚线所示），鼓膜位于外耳道底，在体耳镜检查（图 11-6）状态下，观察可见：**鼓膜**为半透明膜，中央为**鼓膜脐**，脐前下方可见**光锥**。在耳放大模型（图 11-5）中，观察可见中耳**鼓室**（tympanic cavity，黄色虚线所示）、**咽鼓管**（pharyngotympanic tube，红色实线所示）。在耳放大模型和鼓室内侧壁模型（图 11-5，图 11-7）中，观察并记忆如下结构：鼓室后壁的**乳突窦**及**乳突小房**（mastoid cells）；前壁上份的**鼓膜张肌**和咽鼓管的开口。下壁借骨板与颈内静脉相分隔；上壁借骨板与颅中窝分隔；内侧壁中央隆凸为**岬**，其后上与后下分别是**前庭窗**和**蜗窗**，前庭窗后上方的隆起为**面神经管凸**。

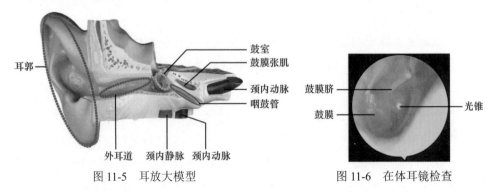

图 11-5　耳放大模型　　　　　　　　图 11-6　在体耳镜检查

（二）内耳

在内耳迷路模型（图11-8）中，观察并记忆如下结构：藏在颞骨岩部内的**内耳**（internal ear），又称迷路，行走在**内耳道**（红色柱状虚线所示）中的**前庭蜗神经**，经**内耳门**（红色实线所示）入颅。在骨迷路外侧面模型（图11-9）中，观察并记忆如下结构：中部椭圆形的**前庭**（vestibule，红色虚线所示）；后外侧的**骨半规管**（bony semicircular canals），包括**前骨半规管**、**外骨半规管**、**后骨半规管**；前内侧的**耳蜗**（cochlea）。

膜迷路（membranous labyrinth）为套在骨迷路内的膜性封闭管和囊，形状大致与骨迷路相似，但管径远小于骨迷路。在膜迷路模型（图11-10，蓝色部分）中，观察并记忆如下结构：位于前庭区的**椭圆囊**（utricle）、**球囊**（saccule）；骨半规管内的**膜半规管**（semicircular ducts）；耳蜗内的**蜗管**（cochlear duct）。

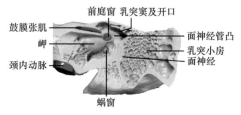

图 11-7　鼓室内侧壁

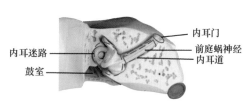

图 11-8　内耳迷路模型（上面观）

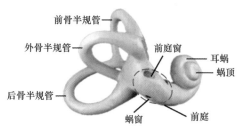

图 11-9　骨迷路外侧面

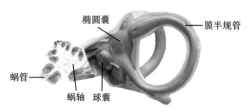

图 11-10　膜迷路

（三）传导功能

前庭蜗器的主要功能是感受头部位置的变动和声波的刺激。感受声波刺激产生听觉时，主要通过**空气传导**，传导路径如下：声波→外耳道→鼓膜振动→听小骨链振动→前庭窗（外淋巴波动）→前庭阶、鼓阶外淋巴波动→振动蜗管（内淋巴波动）→刺激螺旋器→蜗神经→脑（产生听觉）。声波传导也包括**骨传导**，是指声波经颅骨（骨迷路）传入内耳的过程。

五、课后思考与讨论

1."晕车"现象与什么结构有关？

2.所有"耳聋"患者都可以借助"助听器"听到声音吗？为什么？

【课前导学问题解答】

解答：该男孩耳部感染源于其咽喉部感染继发引起。中耳感染最可能引起鼓膜炎，若不彻底治疗，中耳感染可以经乳突窦蔓延至乳突小房引发乳突炎，致病菌可能从鼻咽部经咽鼓管进入中耳。

（孙德旭　吴　琼）

第十二章 神 经 系 统

神经系统主要由神经组织组成，神经组织包括**神经细胞**（nerve cell），或称**神经元**（neuron）和**神经胶质细胞**（neuroglial cell），或称**神经胶质**（neuroglia）。神经系统可分为中枢神经系统和周围神经系统两大部分。中枢神经系统包括位于颅腔中的脑和椎管中的脊髓；周围神经系统按照起始于中枢的部位可分为脑神经和脊神经；按分布的不同对象可分为躯体神经和内脏神经。

第一节 脊 神 经

【课前导学】

案例：患者，男，40岁，因驾驶摩托车不慎摔倒，右肘部着地受伤，急诊送入医院。体检发现患者右臂中部压痛、肿胀、畸形，右上肢运动异常。右手虎口皮肤感觉丧失，不能伸腕和活动掌指关节，不能紧握拳头；测量发现右上臂长度较左上臂短。X线检查显示：肱骨中段骨折。

临床相关解剖学问题：肱骨中段骨折可损伤什么神经？此神经损伤后可出现哪些症状？

一、实验目的

通过对标本、模型上结构的学习辨认，①掌握：颈丛、臂丛、腰丛、骶丛的组成、位置及主要分支；膈神经的分布范围；胸神经前支节段性分布的特点。②熟悉：臂丛主要分支（正中神经、尺神经、桡神经、肌皮神经、腋神经、胸长神经和胸背神经）的支配范围；腰丛主要分支（股神经、闭孔神经）的支配范围；骶丛主要分支（坐骨神经、胫神经和腓总神经）的支配范围。③了解：各丛主要分支损伤后的表现。

二、实验标本和模型

（一）标本

颈丛、臂丛、腰丛、骶丛、上肢神经、下肢神经、会阴部神经、小儿躯干、纵隔。

（二）模型

躯干模型、男性正中矢状位模型、纵隔模型、脊髓横断面模型。

三、实验方法

通过观察，在标本或模型上辨认出相应的解剖学结构，并适当联系临床实践。

四、实验内容指导

脊神经（spinal nerve）有 31 对，包括颈神经 8 对、胸神经 12 对、腰神经 5 对、骶神经 5 对、尾神经 1 对。脊神经干由**前根**（anterior root）和**后根**（posterior root）在椎间孔处合成，出椎间孔后发出四个分支，即后支、前支、脊膜支和交通支。其中，脊神经前支主要形成四个神经丛，即颈丛、臂丛、腰丛、骶丛。在脊髓横断面模型（图 12-1）中，观察并记忆如下结构：脊神经的**前根**、**后根**、**脊神经节**，以及脊神经**前支**、**后支**和**交通支**。

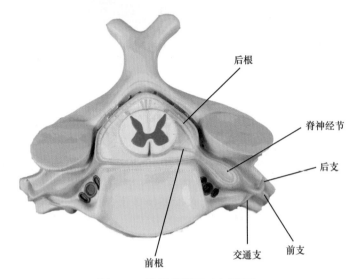

图 12-1　脊髓横断面（上面观）

（一）颈丛

颈丛（cervical plexus）由第 1 ～ 4 颈神经的前支构成，位于胸锁乳突肌深方、中斜角肌和肩胛提肌的前方，由丛发出皮支和肌支。

1. 颈丛皮支　主要分布于耳郭周围、枕部、颈前部、颈侧部、胸壁上部及肩部的皮肤。在颈丛标本（图 12-2）上，于胸锁乳突肌后缘中点，观察并记忆如下结构：**枕小神经**（lesser occipital nerve）、**耳大神经**（great auricular nerve）、**颈横神经**（transverse nerve of neck）、**锁骨上神经**（supraclavicular nerve）。

2. 颈丛肌支　颈丛的主要肌支是自根部发出的**膈神经**（phrenic nerve），膈神经实则混合神经，其中膈神经的运动纤维支配膈肌运动，感觉纤维分布于心包、纵隔胸膜、膈胸膜和膈下面的腹膜。右膈神经的感觉纤维尚分布于肝和胆囊表面的浆膜。在纵隔标本（图 12-3）中，沿纵隔两侧观察并记忆结构：**膈神经**。

（二）臂丛

臂丛（brachial plexus）由第 5 ～ 8 颈神经前支和第 1 胸神经前支的大部分组成。臂丛自斜角肌间隙走出。它的 5 个根合成上、中、下 3 个干，每干又分为前、后两股，经锁骨后方进入腋窝。腋窝中，上、中干的前股合成外侧束，下干的前股延为内侧束，3 条干的后股合成后束。3 束从三面包围腋动脉。在锁骨上缘中点上约 1cm 处，臂丛比较表浅而集中，常作为臂丛阻滞麻醉的进针部位。臂丛的分支按其发出部位可分为锁骨上、下两部分。

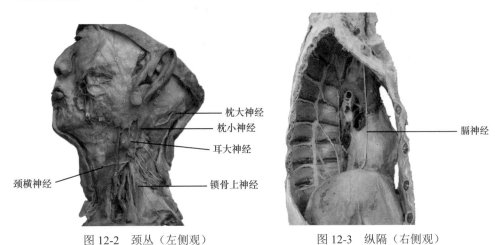

图 12-2　颈丛（左侧观）　　　　　图 12-3　纵隔（右侧观）

1. 锁骨上部分支　主要分布于颈深肌群、部分背浅层肌、胸上肢肌和上肢带肌。在臂丛及分支标本（图 12-4）和臂部的血管、神经标本（图 12-5）中，观察并记忆如下结构：支配前锯肌的**胸长神经**（long thoracic nerve），分布至菱形肌和肩胛提肌的**肩胛背神经**（dorsal scapular nerve）。

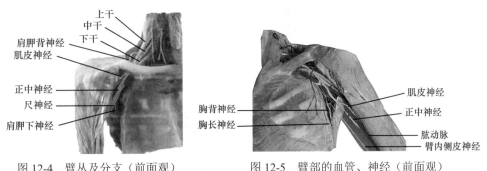

图 12-4　臂丛及分支（前面观）　　　图 12-5　臂部的血管、神经（前面观）

2. 锁骨下部分支　主要分布于上肢及胸腰部的肌肉、关节和皮肤处。

（1）在臂丛及分支和臂部血管、神经标本（图 12-4～图 12-7）中，观察并记忆如下结构：支配胸小肌、胸大肌的**胸内侧神经**（medial pectoral nerve）和**胸外侧神经**（lateral pectoral nerve）；支配臂前群肌的**肌皮神经**（musculocutaneous nerve）；在前臂的血管、神经标本（图 12-8）中，可见支配除肱桡肌、尺侧腕屈肌和指深屈肌尺侧半以外的其他前臂前群肌肉的**正中神经**（median nerve）；支配前臂尺侧腕屈肌和指深屈肌尺侧半的**尺神经**（ulnar nerve）；支配肩胛下肌的**肩胛**

下神经（subscapular nerve）；支配背阔肌的**胸背神经**（thoracodorsal nerve）。

（2）在臂部神经后面观及前臂血管神经前面观标本（图 12-7，图 12-8）中，

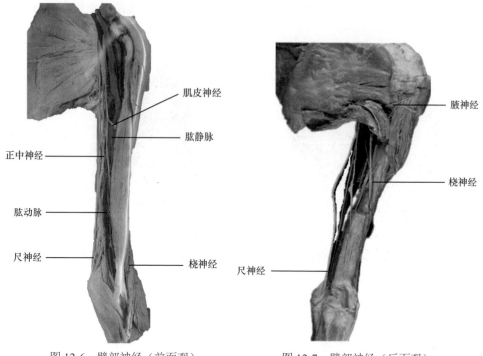

肌皮神经

肱静脉

正中神经

肱动脉

尺神经

桡神经

腋神经

桡神经

尺神经

图 12-6　臂部神经（前面观）　　　　图 12-7　臂部神经（后面观）

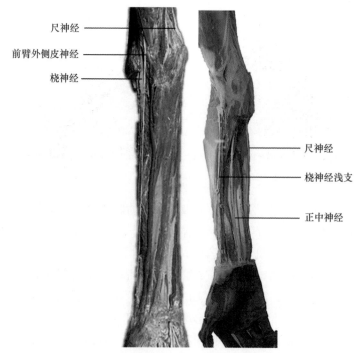

尺神经

前臂外侧皮神经

桡神经

尺神经

桡神经浅支

正中神经

图 12-8　前臂的血管、神经（前面观）

观察并记忆如下结构：支配臂后群肌的**桡神经**（radial nerve），支配三角肌的**腋神经**（axillary nerve）。

（3）在手掌侧及手背侧神经标本（图12-9，图12-10）中，观察并记忆如下结构：分布于小鱼际表面皮肤及深层肌肉的**尺神经浅支**；正中神经发出的分布于桡侧半手掌、桡侧3个半手指掌面皮肤及其中、远节指背皮肤的**指掌侧总神经**和**指掌侧固有神经**；**桡神经浅支、指背神经**。

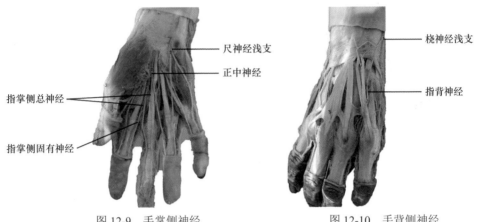

图 12-9　手掌侧神经　　　　　　　图 12-10　手背侧神经

（三）胸神经前支

胸神经前支共12对，第1～11对为**肋间神经**（intercostal nerve），第12对为**肋下神经**（subcostal nerve）。在胸后壁血管、神经前面观标本（图12-11）中，观察并记忆如下结构：**肋间神经和肋下神经**。胸神经前支在胸、腹壁的分布具有明显的节段性特征，自胸腹前壁模型（图12-12）中，观察并记忆如下规律：第2胸神经前支（thoracic nerve）分布区相当胸骨角平面，第4胸神经前支相当乳头平面，第6胸神经前支相当剑胸结合平面，第8胸神经前支相当肋弓平面，第10胸神经前支相当脐平面，第12胸神经前支则分布于脐与耻骨联合连线中点平面。临床常以节段性分布区的感觉障碍来推断损伤平面位置。

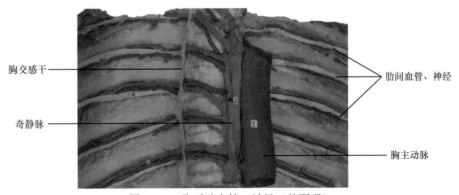

图 12-11　胸后壁血管、神经（前面观）

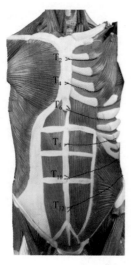

图 12-12 胸腹前壁血管、神经

（四）腰丛

腰丛（lumber plexus）由第 12 胸神经前支的一部分、第 1～3 腰神经前支和第 4 腰神经前支的一部分组成，位于腰大肌深面、腰椎横突前方。在腰丛分支标本（图 12-13）中，观察并记忆如下结构：**腰丛**、**髂腹下神经**（iliohypogastric nerve）、**髂腹股沟神经**（ilioinguinal nerve）、**股外侧皮神经**（lateral femoral cutaneous nerve）、**股神经**（femoral nerve）、**闭孔神经**（obturator nerve）。

（五）骶丛

骶丛（sacral plexus）由腰骶干及全部骶神经、尾神经前支组成，位于盆腔中梨状肌表面。在男性盆部神经标本（图 12-14）中，观察并记忆如下结构：第 4 腰神经前支部分纤维和第 5 腰神经前支全部纤维组成的**腰骶干**，位于盆侧壁、梨状肌表面的**骶丛**。在下肢血管、神经后面观标本（图 12-15）中，观察并记忆如下结构：自梨状肌上孔入臀区的**臀上神经**（superior gluteal nerve），自梨状肌下孔入臀区的**臀下神经**（inferior gluteal nerve）、**股后皮神经**（posterior femoral cutaneous nerve）、**阴部神经**（pudendal nerve）和**坐骨神经**（sciatic nerve）。坐骨神经在大腿后群肌中下行至腘窝分出的**胫神经**（tibial nerve）和**腓总神经**（common peroneal nerve）。

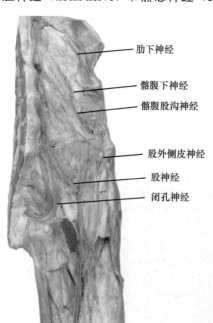

图 12-13 腰丛分支（前面观）

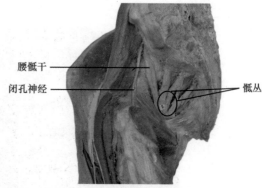

图 12-14 男性盆部神经（内侧观）

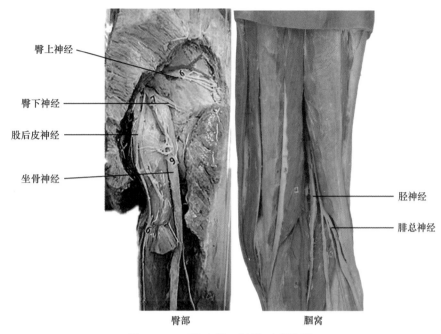

臀上神经

臀下神经

股后皮神经

坐骨神经

胫神经

腓总神经

臀部　　　　腘窝

图 12-15　下肢血管、神经（后面观）

五、课后思考与讨论

1. 临床上出现"腕下垂、猿手、爪形手、方肩、翼状肩"等症状的原因分别是什么？

2. 临床上可根据躯体皮肤感觉障碍的发生区域来推断具体的受损神经，其依据是什么？

3. 临床上出现"钩状足""马蹄内翻足"的原因是什么？

4. 腰腿疼是临床常见疾病，导致腰腿疼的原因是什么？

【课前导学问题解答】

解答：肱骨后方桡神经沟中有桡神经经过，故肱骨中段骨折时会损伤到桡神经。桡神经损伤后，其支配的前臂伸肌群瘫痪，表现为抬臂时呈"垂腕"状。

第二节　脑　神　经

【课前导学】

案例：患者，女，55 岁。因左侧面部阵发性刀割样剧烈疼痛半年来院就诊。患者近半年每当触摸左鼻翼时便引起疼痛发作，以致不敢洗脸。疼痛范围包括眶下及耳前、下颌区，每次发作约 5min，一日发作 4 ～ 5 次，且疼痛渐加重，发作间隔渐缩短，发作频率日益增加。临床神经系统检查未见异常，头颅 CT 检查正常。

临床相关解剖学问题：从解剖学角度分析引发疼痛所涉及的神经有哪些？并试述所涉及神经进出颅腔的部位及出颅后的走向和分布范围。

一、实验目的

通过对标本、模型上结构的学习辨认，①掌握：12对脑神经的顺序、名称、性质及分布范围；②了解：各脑神经的纤维成分。

二、实验标本和模型

（一）标本

头部血管神经、眶内神经、三叉神经、面神经颅外支、面神经颅内支、迷走神经、舌咽神经。

（二）模型

脑干外形模型、颅底模型、眼外肌模型、颞骨岩部模型等。

三、实验方法

在标本或模型上辨认出相应的解剖学结构，并适当联系简单的临床实际。

四、实验内容指导

脑神经（cranial nerves）共12对，其顺序和名称为：**嗅神经（Ⅰ）、视神经（Ⅱ）、动眼神经（Ⅲ）、滑车神经（Ⅳ）、三叉神经（Ⅴ）、展神经（Ⅵ）、面神经（Ⅶ）、前庭蜗神经（Ⅷ）、舌咽神经（Ⅸ）、迷走神经（Ⅹ）、副神经（Ⅺ）、舌下神经（Ⅻ）。**

各对脑神经所含的神经纤维成分不一，神经的性质亦有所不同。其中，第Ⅰ、Ⅱ、Ⅷ对为感觉性神经；第Ⅲ、Ⅳ、Ⅵ、Ⅺ、Ⅻ对为运动性神经；第Ⅴ、Ⅶ、Ⅸ、Ⅹ对为混合性神经。另外，在第Ⅲ、Ⅶ、Ⅸ、Ⅹ对脑神经中含有副交感性内脏运动纤维。

（一）嗅神经

嗅神经（olfactory nerve）为特殊内脏感觉纤维，由鼻腔嗅区黏膜中嗅细胞的中枢突聚集而成，穿筛孔进入颅前窝，终于嗅球，传导嗅觉。自头矢状切面标本（图12-16）中，观察并记忆如下结构：鼻腔中经筛孔入颅的**嗅神经**。

（二）视神经

视神经（optic nerve）为特殊躯体感觉纤维，传导视觉。由节细胞轴突聚集形成，经视神经盘穿出眼球壁，向后内行经视神经管进入颅中窝。

在眼外肌及视神经侧面观模型（图12-17）及眶内神经上面观标本（图12-18）中，观察并记忆结构：走行于眶内，向后经视神经管入颅的**视神经**。

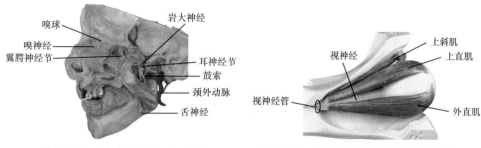

图 12-16　头矢状切面（左侧观）　　　图 12-17　眼外肌肉及视神经（侧面观）

（三）动眼神经、滑车神经、展神经

动眼神经（oculomotor nerve）、滑车神经（trochlear nerve）及展神经（abducent nerve）均属于运动性脑神经，由一般躯体运动纤维组成，除此之外，动眼神经还含有一般内脏运动（副交感）纤维成分。3 对脑神经均经眶上裂进入眼眶，随后发支支配眼外肌。

在眶内结构模型（图 12-19）和三叉神经标本（图 12-20）中，观察并记忆如下结构：**动眼神经、滑车神经、展神经**。动眼神经中副交感纤维成分需在眶内的睫状神经节换元，换元后的节后纤维进入眼球支配瞳孔括约肌及睫状肌。在三叉神经标本（图 12-20）中，识别并记忆**睫状神经节**（ciliary ganglion）的位置。

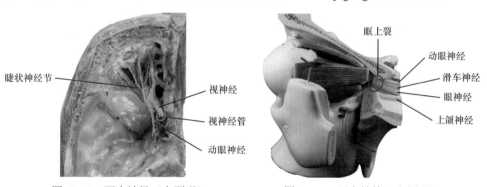

图 12-18　眶内神经（上面观）　　　　图 12-19　眶内结构（右侧观）

（四）三叉神经

三叉神经（trigeminal nerve）是混合性脑神经，含一般躯体感觉和特殊内脏运动纤维。运动纤维：特殊内脏运动纤维形成运动根加入下颌神经，随下颌神经的分支分布于咀嚼肌等。感觉纤维：一般躯体感觉纤维的胞体形成膨大的**三叉神经节**，自节上分出**眼神经**（ophthalmic nerve）、**上颌神经**（maxillary nerve）、**下颌神经**（mandibular nerve）等三大分支，分布于面部皮肤、眼及眶内、口腔、鼻腔、鼻旁窦黏膜、牙齿、脑膜等处，传导头面部的痛、温、触等浅感觉。

在三叉神经标本（图 12-20）中，观察并记忆如下结构：三叉神经发出的**眼神**

经、上颌神经、下颌神经，以及下颌神经的主要分支**颊神经、舌神经、下牙槽神经、耳颞神经**等。

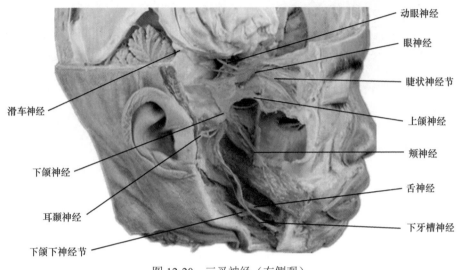

图 12-20　三叉神经（右侧观）

（五）面神经

面神经（facial nerve）为混合性脑神经，含有一般躯体感觉、一般内脏运动、特殊内脏感觉和特殊内脏运动纤维等四种纤维成分。运动纤维：一般内脏运动纤维即副交感纤维，分别经翼腭神经节和下颌下神经节更换神经元，节后纤维支配泪腺、舌下腺、下颌下腺及鼻口腔黏膜腺体的分泌；特殊内脏运动纤维支配面部表情肌。感觉纤维：一般躯体感觉纤维传导面部本体感觉；特殊内脏感觉传导舌前 2/3 味觉。

在面神经颅外支标本（图 12-21）中，观察并记忆如下结构：面神经自腮腺前缘呈放射状分布于面部表情肌的五大分支，即**颞支、颧支、颊支、下颌缘支、颈支**。自头矢状切面和三叉神经标本（图 12-16，图 12-20）中，观察并记忆如下结构：**鼓索、岩大神经**，以及**下颌下神经节**。

（六）前庭蜗神经

前庭蜗神经（vestibulocochlear nerve）由特殊躯体感觉纤维组成，是感觉性脑神经，传导平衡觉和听觉。其经内耳道、内耳门入脑，在延髓脑桥沟外侧连于脑干。

在颞骨岩部模型（图 12-22）中，观察并记忆如下结构：发自内耳迷路的**前庭神经、蜗神经**，二者经内耳道出**内耳门**（黑色实线所示）入颅。

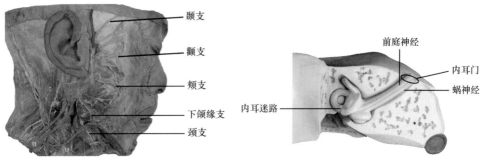

图 12-21　面神经颅外支（侧面观）　　　图 12-22　颞骨岩部（上面观）

（七）舌咽神经

舌咽神经（glossopharyngeal nerve）为混合性脑神经，含有 5 种纤维成分。运动纤维：一般内脏运动纤维支配腮腺分泌；特殊内脏运动纤维支配茎突咽肌。感觉纤维：一般内脏感觉纤维分布于咽、舌后 1/3、咽鼓管和鼓室等处的黏膜，以及颈动脉窦和颈动脉小球，传导一般内脏感觉；特殊内脏感觉纤维分布于舌后 1/3 的味蕾，传导味觉；一般躯体感觉纤维分布于耳后皮肤。

在头颈深部血管神经标本（图 12-23）中，观察并记忆如下结构：自颈静脉孔出颅的**舌咽神经**、**副神经**和**迷走神经**，舌咽神经弓形向前绕茎突咽肌外侧，至舌骨舌肌。

（八）迷走神经

迷走神经（vagus nerve）为混合性脑神经，含有 4 种纤维成分。运动纤维：一般内脏运动纤维分布于颈部脏器、胸腔脏器和腹腔大部分脏器，支配这些器官的平滑肌、心肌和腺体的活动；特殊内脏运动纤维支配软腭和咽喉肌。感觉纤维：一般内脏感觉纤维随内脏运动纤维分布，传导一般内脏感觉；一般躯体感觉纤维分布于硬脑膜、耳郭和外耳道，传导该处的一般躯体感觉。

在头颈胸侧面观模型（图 12-24）中，观察并记忆如下结构：迷走神经发出的

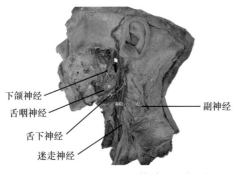

图 12-23　头颈深部血管神经（侧面观）

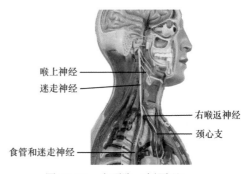

图 12-24　头颈胸（侧面观）

支配环甲肌和声门以上喉黏膜的**喉上神经**，支配其他喉肌和声门以下喉黏膜的**喉返神经**及参与构成心丛的**颈心支**。

（九）副神经

副神经（accessory nerve）为运动性脑神经，由特殊内脏运动纤维构成，其颅根支配咽喉肌；脊髓根支配胸锁乳突肌和斜方肌。

在头颈深部血管神经标本（图12-23）中，观察并记忆如下结构：分布于胸锁乳突肌和斜方肌的**副神经**。

（十）舌下神经

舌下神经（hypoglossal nerve）为运动性脑神经，含一般躯体运动纤维，支配舌内肌和大部分舌外肌。

在头颈深部血管神经标本（图12-23）中，观察并记忆如下结构：舌骨上方弧形走向舌肌的**舌下神经**。

五、课后思考与讨论

1. 患者左眼瞳孔散大、对光反射消失，其损伤的部位在哪里？为什么会出现上述症状？

2. 患者出现左侧表情肌瘫痪，口角偏向右侧，不能鼓腮；左侧额纹消失、鼻唇沟变平坦，可能累及的是什么结构？为什么会出现上述症状？

【课前导学问题解答】

解答：此病为原发性三叉神经痛，所涉及的神经为三叉神经的上颌神经和下颌神经。上颌神经自圆孔出颅后，进入翼腭窝，再经眶下裂入眶，延续为眶下神经。上颌神经主要分布于硬脑膜、眼裂和口裂间的皮肤、上颌牙齿及鼻腔和口腔黏膜。下颌神经自卵圆孔出颅腔，在翼外肌深面分为前、后两干。前干细小，发肌支支配咀嚼肌、鼓膜张肌和腭帆张肌，此外还发分支至颊黏膜。后干粗大，主要分布于硬脑膜、下颌牙及牙龈、舌前2/3及口底黏膜、耳颞区和口裂以下皮肤等。此外，还有分支支配下颌舌骨肌和二腹肌前腹。

第三节　内脏神经

【课前导学】

案例：患者，男，78岁，因持续咳嗽、胸痛2个月，右侧上睑不能上抬，右眼球稍内陷，右侧面部发红、无汗2个月就医。检查：患者右侧瞳孔缩小，眼裂狭窄，眼睑微下垂，右侧面部发红。胸部CT显示，右肺尖8cm×10cm实性肿块，边界不清。

临床相关解剖学问题：试从解剖学角度分析该患者可能损伤的神经，并简述原因。

一、实验目的

通过对标本、模型上结构的学习辨认，①掌握：内脏运动神经的形态特点（节前、节后神经元，节前、节后纤维，内脏神经丛）；交感神经及副交感神经低级中枢所在部位；交感神经节和副交感神经节的分类和位置。②熟悉：交感神经节后纤维的分布范围。

二、实验标本和模型

（一）标本

小儿胸后壁及腹后壁标本。

（二）模型

纵隔模型、腹腔自主神经丛。

三、实验方法

在标本或模型上辨认出相应的解剖学结构，并适当联系简单的临床实际。

四、实验内容指导

内脏神经（visceral nerve）主要分布于内脏、心血管和腺体，含有感觉和运动两种纤维，感觉纤维可将内脏感受器的感觉冲动传入中枢，引起内脏反射或产生内脏感觉；运动纤维则支配平滑肌、心肌的运动和腺体的分泌。内脏运动神经分为**交感神经**（sympathetic nerve）和**副交感神经**（parasympathetic nerve）。

（一）交感神经

交感神经分为中枢部和周围部两部分。中枢部即**交感神经低位中枢**；周围部包括**交感神经节、交感干、节间支、交感神经丛**等。交感神经节根据位置的不同分为**椎前节**和**椎旁节**，椎旁节即**交感干神经节**，纵列于脊柱的两侧。

在纵隔模型（图 12-25）中，观察并记忆如下结构：纵列于脊柱两侧的**交感干、交感干神经节、节间支、内脏大神经、内脏小神经**。在胸后壁模型（图 12-26）中，观察并记忆如下结构：**白交通支、灰交通支**等结构。椎前节位于椎体的前方，包括成对的**腹腔神经节、主动脉肾神经节**，和不成对的**肠系膜上神经节、肠系膜下神经节**。在腹后壁标本（图 12-27）中，观察并记忆如下结构：**腹腔神经节、主动脉肾神经节、肠系膜上神经节、肠系膜下神经节**。

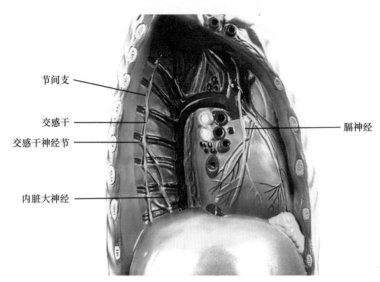

节间支

交感干

交感干神经节

内脏大神经

膈神经

图 12-25 纵隔（右侧观）

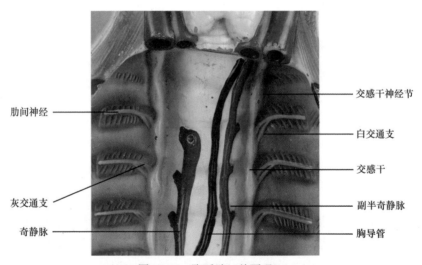

肋间神经

灰交通支

奇静脉

交感干神经节

白交通支

交感干

副半奇静脉

胸导管

图 12-26 胸后壁（前面观）

（二）副交感神经

副交感神经也分为中枢部和周围部，中枢部是**副交感神经低位中枢**所在，由脑干内的**副交感神经核**及脊髓骶部第 2～4 节段灰质侧角的**骶副交感核**组成。脑干内的副交感神经核包括**动眼神经副核、上泌涎核、下泌涎核**及**迷走神经背核**。

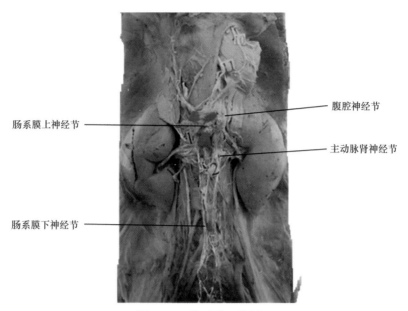

图 12-27 腹后壁（前面）

副交感神经周围部包括**副交感神经节**及进出该节的节前、节后纤维。副交感神经节又称器官旁节，在颅部有**睫状神经节、翼腭神经节、下颌下神经节**和**耳神经节**。自头部侧面观标本或模型（图 12-16，图 12-18，图 12-20）中，观察并记忆如下结构：**睫状神经节、翼腭神经节、下颌下神经节**和**耳神经节**。

五、课后思考与讨论

1. 交感神经与副交感神经的主要区别是什么？
2. 交感神经、副交感神经的主要功能是什么？举例说明。

【课前导学问题解答】

解答：该患者是右肺癌晚期并发霍纳综合征（Horner 综合征），表现为瞳孔缩小，眼睑下垂及眼裂狭小，眼球内陷，同侧额部无汗。患者肺尖部肿瘤压迫颈部交感干，使其麻痹，导致睑板肌和瞳孔开大肌等功能障碍，表现为上眼睑下垂、眼裂缩窄、瞳孔缩小；同时，支配面部血管、汗腺、立毛肌的交感神经功能障碍，出现血管扩张、面部发红、右面部少汗等症状。

第四节 脊　髓

【课前导学】

案例：患者，男，30 岁。近数月来右手有两次偶然受伤，一次是自己抽烟烫伤，另一次是切菜用刀子划伤，但两次都无痛觉，两次相隔数周。检查时发现患者双手内侧至掌正中线处痛觉缺失；痛觉缺失区向上延伸至前臂掌面和背面的内侧半；在臂前面痛觉缺失区在内侧 1/3 达腋窝水平。

临床相关解剖学问题：试从解剖学角度分析该患者可能发生损伤的部位，并简述原因。

一、实验目的

通过对标本、模型的学习观察，①掌握：脊髓的位置、形态及节段数目；脊髓横断面中灰质、白质的配布及各部名称。②熟悉：脊髓中重要上（薄楔束、脊髓丘脑束）、下行传导束（皮质脊髓束）的位置、功能。

二、实验标本和模型

（一）标本

脊髓（离体）、脊髓（在体）。

（二）模型

脊髓及其被膜、脊髓横断面。

三、实验方法

在标本或模型上辨认出相应的解剖学结构，并适当联系简单的临床实际。

四、实验内容指导

（一）脊髓的位置

脊髓（spinal cord）位于椎管中，上端在枕骨大孔处接脑干，下端成人脊髓平第 1 腰椎下缘（新生儿则平第 3 腰椎下缘）。在椎管矢状切面标本（图 12-28）中，观察并记忆如下结构：**脊髓、马尾**。

（二）脊髓的外形

脊髓上下各有一个膨大，与上肢神经相连的区段形成**颈膨大**，与下肢神经相连的区段形成**腰骶膨大**。腰骶膨大向下变细为**脊髓圆锥**，圆锥向下延为细长无神经组织的**终丝**（图 12-29），下端止于尾骨背面，有固定脊髓的作用。

在脊髓（离体）标本（图 12-30）中，由上向下观察并记忆如下结构：**颈膨大、腰骶膨大**。在椎管标本和脊髓横断模型（图 12-28 ～图 12-31）中，观察并记忆如下结构：**脊髓圆锥、终丝、马尾、前正中裂、前外侧沟、后外侧沟、后正中沟**。

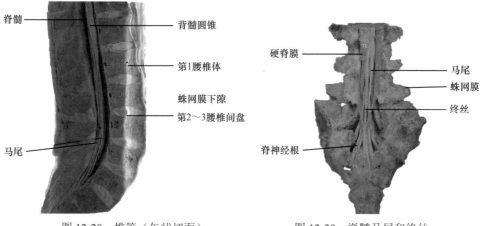

图 12-28　椎管（矢状切面）　　　　图 12-29　脊髓马尾和终丝

（三）脊髓的内部结构

脊髓由灰质、白质两部分构成，灰质位于内部中央呈"H"形，白质环绕在灰质周围。脊髓正中有中央管，向上延伸至延髓的闭合部。在脊髓横断面模型（图 12-31）中，观察并记忆如下结构：**前角、后角、侧角；前索、后索、外侧索**。

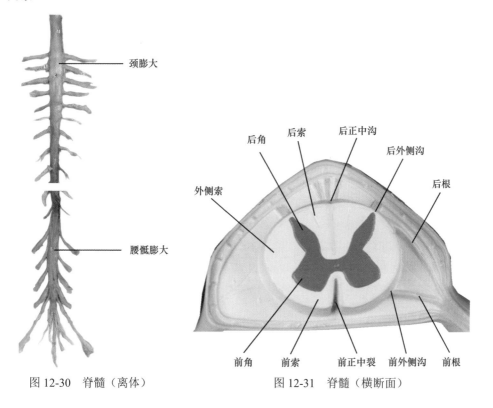

图 12-30　脊髓（离体）　　　　图 12-31　脊髓（横断面）

五、课后思考与讨论

1. 临床上进行腰椎穿刺时，经常选取第 3、4 或第 4、5 腰椎间隙进行，原因是什么？

2. 在浅感觉及深感觉的传导过程中，脊髓的哪些结构参与其中？

【课前导学问题解答】

解答：该患者可能患有脊髓空洞症。脊髓空洞症是脊髓的一种慢性、进行性病变，其特点是脊髓内形成管状空腔，好发于颈段；常以节段性分离性感觉障碍为特点，痛、温觉减退或消失，深感觉存在，该症状也可为两侧性。患者双手内侧至掌正中线处痛觉缺失，痛觉缺失区向上延至前臂掌面和背面的内侧半，臂前面痛觉缺失区在内侧 1/3，上达腋窝水平，提示损伤节段在脊髓的 $C_7 \sim T_1$。

原因：损伤部位在脊髓中央管周围灰质，脊髓中央管周围灰质前方的主要结构是脊髓的白质前连合，主要由两侧脊髓丘脑束的交叉纤维组成，脊髓中央管周围灰质前方损伤时即发生两侧对称性的相应节段的痛觉和温度觉障碍，由于未涉及后索的薄束和楔束功能，而保存精细触觉和深感觉。

第五节　脑　　干

【课前导学】

案例：患者，男，65 岁，走路时突然跌倒，自行起来后感觉右侧手脚无力。2 个月后就诊，检查发现：右侧上下肢瘫痪，肌张力增高，腱反射亢进，病理反射阳性；左侧上眼睑下垂，左眼球向外下方偏斜；左侧瞳孔散大、对光反射消失；全身浅、深感觉正常。

临床相关解剖学问题：患者的病变可能发生的部位在哪里？试从解剖学角度分析患者瘫痪及瞳孔对光反射消失的原因。

一、实验目的

通过对标本、模型的学习观察，①掌握：脑干的位置、组成及脑干内室管系统（第四脑室）的位置；脑干的外形。②熟悉：脑干内部结构的组成；脑干重要上、下行纤维束的名称。

二、实验标本和模型

（一）标本

脑正中矢状切面（带脑干）。

（二）模型

脑干外形、脑神经核团、上行传导通路、下行传导通路。

三、实验方法

在标本或模型上辨认出相应的解剖学结构，并适当联系简单的临床实际。

四、实验内容指导

（一）脑干的位置及外形

1.脑干的位置 脑干（brain stem）位于斜坡的后上方，上接间脑、下接脊髓、背侧连接小脑。在头部正中矢状切面标本（图12-32）中，观察并记忆如下结构：位于颅后窝的**脑干、小脑**。

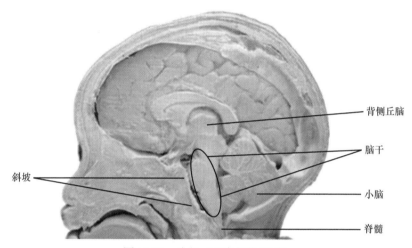

图12-32 头部（正中矢状切面）

2.脑干腹侧结构 脑干自下向上分为：**延髓**（medulla oblongata）、**脑桥**（pons）、**中脑**（midbrain）三部分，其中延髓与脊髓的分界为**锥体交叉**（decussation of pyramid）；延髓与脑桥的分界为**延髓脑桥沟**。

在脑干腹侧面模型（图12-33）中，观察并记忆如下结构：由下向上分别是**延髓、脑桥、中脑**。①延髓：与脊髓分界处的**锥体交叉**；由内向外分别是**锥体**和**橄榄**。在前外侧沟中有**舌下神经**根丝；在橄榄后沟中自上而下分别是**舌咽神经、迷走神经**和**副神经**根丝。②脑桥：由内向外依次是**脑桥基底部、三叉神经根、小脑中脚、脑桥小脑三角**（三角形虚线所示）。在延髓脑桥沟中由内侧向外侧依次有**展神经、面神经**和**前庭蜗神经**的根部。③中脑：可见两侧"V"字形的**大脑脚**和大脑脚之间的**脚间窝**。在大脑脚内侧可见**动眼神经**根穿出。

3.脑干背侧结构 脑干背侧自下向上依次为延髓、脑桥、中脑三部分，延髓上部和脑桥背侧构成**菱形窝**（图12-34，黑色实线所示），其中延髓与脑桥的分界为横行的**髓纹**。

在脑干背侧面模型（图12-34）中，观察并记忆如下结构：①延髓：下部为闭合部，自内侧向外侧依次有**薄束和薄束结节、楔束和楔束结节**及**小脑下脚**。延髓上

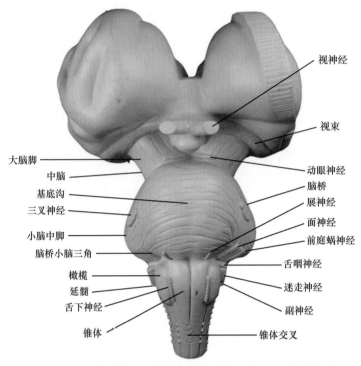

图 12-33 脑干（腹侧面）

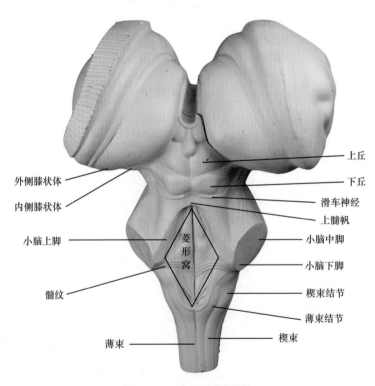

图 12-34 脑干（背侧面）

部为开放部，构成第四脑室底，即菱形窝的下半。②脑桥：其背侧构成菱形窝的上半，两侧有**小脑上脚**，两脚之间是**上髓帆**；帆内有滑车神经根交叉穿出。③中脑：背侧为四叠体，可见上下各一对结节状突起分别是**上丘**、**下丘**，上丘与下丘向两侧分别经**上丘臂**和**下丘臂**连接**外侧膝状体**和**内侧膝状体**。

4.第四脑室 又称菱形窝（rhomboid fossa），由延髓开放部和脑桥构成。

在脑干背侧面模型（图 12-34，图 12-35）中，观察并记忆如下结构：①延髓与脑桥分界处的黄色髓纹，正中沟两侧的**内侧隆起**。内侧隆起中髓纹上方的**面神经丘**、下方的**舌下神经三角**和**迷走神经三角**。内侧隆起的外侧可见红线标识的**界沟**，界沟上端为**蓝斑**，外侧为**前庭区**。前庭区的外侧有**听结节**。②第四脑室顶：上部可见**上髓帆**，下部可见**下髓帆**和第四脑室脉络组织。③第四脑室侧界：上部为**小脑上脚**，下部为**薄束结节**、**楔束结节**和**小脑下脚**。④第四脑室外侧孔和正中孔，室腔外侧角的延伸为外侧隐窝，左、右外侧隐窝的末端分别为左、右**外侧孔**；室顶的下部脉络组织上有一**正中孔**。

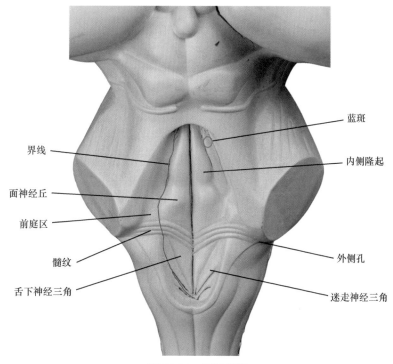

图 12-35 脑干背侧

（二）脑干内部的灰质核团

脑干内部的灰质核团包括脑神经核和非脑神经核两大类。脑神经核发出纤维构成第Ⅲ～Ⅻ对脑神经；非脑神经核包括脊神经的感觉核、锥体外系的中继核等。

1.脑神经核 脑神经内的纤维成分有 7 种，故在脑干中有与其相对应的 7 种脑神经核团，即一般躯体运动核、一般内脏运动核、特殊内脏运动核、一般躯体感觉核、特殊躯体感觉核、一般内脏感觉核、特殊内脏感觉核。脑干内部结构模型（图 12-36，图 12-37）中，红色核团代表一般躯体运动核；黄色核团代表一般内脏运动核；淡粉色核团代表特殊内脏运动核；蓝色核团代表一般躯体感觉核、一般和特殊内脏感觉核；深绿色核团代表特殊躯体感觉核。

自脑干内部结构模型中，由上而下识别并记忆如下脑神经核团：

（1）动眼神经的核团：包括**动眼神经核**（nucleus of oculomotor nerve），**动眼神经副核**（accessory nucleus of oculomotor nerve）或称 E-W 核（Edinger-Westphal 核）。**动眼神经核**位于中脑上丘平面，在图 12-36 模型中为红色核团，该核团发出的纤维支配除外直肌和上斜肌以外的眼外肌；**动眼神经副核**位于动眼神经核的背侧，图 12-36 模型中为黄色核团，该核团发出的节前纤维在眼眶内的睫状神经节换元，其节后纤维进入眼球壁支配瞳孔括约肌和睫状肌。

（2）滑车神经的核团：为**滑车神经核**（nucleus of trochlear nerve）。该核团位于中脑下丘平面，中脑水管周围灰质的腹内侧，正对动眼神经的下方，图 12-36 模型中为红色核团，发出的纤维支配眼上斜肌的运动。

（3）三叉神经的核团：包括三个感觉核和一个运动核。三个感觉核依次为位于中脑上丘平面并延至脑桥中部的**三叉神经中脑核**（mesencephalic nucleus of trigeminal nerve）；脑桥中部平面的**三叉神经脑桥核**（pontine nucleus of trigeminal nerve）；自脑桥核下延，贯穿脑桥中下部和延髓网状结构的背外侧部，并延至脊髓胶状质的**三叉神经脊束核**（spinal nucleus of trigeminal nerve），以上三个核团在图 12-37 模型中均为蓝色核团，其纤维接受头面部皮肤和口、鼻黏膜的一般躯体感觉冲动（包括温痛觉、触压觉）。运动核是位于脑桥中部，三叉神经脑桥核内侧的**三叉神经运动核**（motor nucleus of trigeminal nerve），图 12-37 模型中为淡粉色核团，其纤维支配咀嚼肌、二腹肌前腹、下颌舌骨肌、腭帆张肌和鼓膜张肌。

（4）展神经的核团：为**展神经核**（nucleus of abducent nerve）。展神经核位于脑桥中下部面神经丘的深面，图 12-36 模型中为红色核团，其纤维支配眼外直肌。

（5）面神经的核团：包括**面神经核**（nucleus of facial nerve）、**上泌涎核**（superior salivatory nucleus）、**孤束核**（nucleus of solitary tract）上端。**面神经核**位于脑桥下部网状结构腹外侧部，图 12-37 模型中为淡粉色核团，其纤维支配面部表情肌、二腹肌后腹、茎突舌骨肌、镫骨肌；**上泌涎核**位于脑桥最下端，面神经核尾侧周围的网状结构中，图 12-37 模型中为黄色核团，其节前纤维分别至翼腭神经节和下颌下神经节换元，节后纤维支配泪腺、下颌下腺、舌下腺及口、鼻腔黏膜腺的分泌；**孤束核**上端又称味觉核，位于延髓上部界沟外侧的室底深方，图 12-37 模型中为蓝色核团，其纤维管理舌前 2/3 的味蕾。

（6）前庭蜗神经的核团：包括**前庭神经核**（vestibular nuclei）和**蜗神经核**（cochlear nuclei）。两个核团均位于第四脑室底的前庭区，前庭神经核位于内侧、蜗神经核位于外侧，图 12-36 模型中均为深绿色核团。**前庭神经核**位于前庭区的深面，其纤维与平衡觉传导相关；**蜗神经核**位于听结节内和小脑下脚表面，其纤维与听觉传导相关。

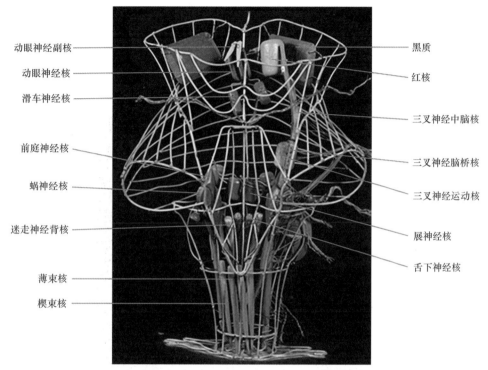

图 12-36　脑干内部结构模型（背侧观）

（7）舌咽神经的核团：包括**下泌涎核**（inferior salivatory nucleus）、**疑核**（nucleus ambiguous）上段、**孤束核**上中段。**下泌涎核**位于延髓上部迷走神经背核和疑核上方的网状结构内，图 12-37 模型中为黄色核团，其节前纤维至耳神经节换元，节后纤维支配腮腺的分泌。**疑核**上段位于延髓上部的网状结构外侧部内，图 12-37 模型中为淡粉色核团，其纤维支配茎突咽肌；**孤束核**上中段位于延髓开放部界沟外侧的室底深方，图 12-37 模型中为蓝色核团，其纤维管理舌后 1/3 的一般感觉和味觉，中耳、扁桃体、颈动脉窦等处的感觉。

（8）迷走神经的核团：包括**疑核**中段、**迷走神经背核**（dorsal nucleus of vagus nerve）、**孤束核**下段和**三叉神经脊束核**下段。**疑核**中段位于延髓上中段网状结构外侧部内，纤维支配咽、喉、食管的骨骼肌；**迷走神经背核**位于第四脑室底迷走神经三角内，图 12-37 模型中为黄色核团，其纤维支配颈部、胸部所有脏器及大部分腹部器官（结肠左曲以下消化管及盆腔器官除外）的平滑肌、心肌的运动和腺体的分泌。**孤束核**下段位于延髓开放部界沟外侧的室底深方下延至闭合部中央管背侧，其纤维接收迷走神经所分布器官的感觉传入；**三叉神经脊束核**下段位于延髓网状结构背外侧，其纤维接收来自迷走神经的一般躯体感觉纤维。

（9）副神经的核团：包括**疑核**下段和**副神经核**（nucleus of accessory nerve）。**疑核**下段位于延髓下段网状结构内，其纤维支配咽喉肌；**副神经核**位于颈髓上 5～6 节前角，图 12-37 模型中为淡粉色核团，其纤维支配胸锁乳突肌和斜方肌。

（10）舌下神经的核团：为**舌下神经核**（nucleus of hypoglossal nerve），位于第四脑室底的舌下神经三角深面，在脑干内部结构模型（图 12-37）中，为红色核团，其纤维支配舌肌。

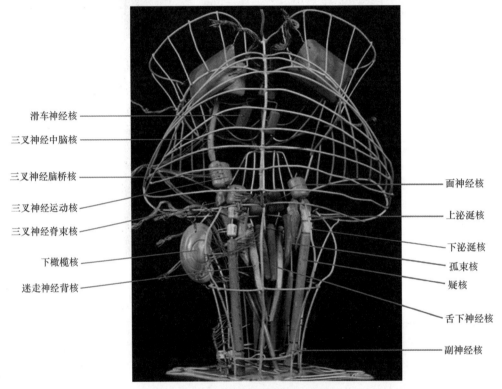

滑车神经核
三叉神经中脑核
三叉神经脑桥核
三叉神经运动核
三叉神经脊束核
下橄榄核
迷走神经背核

面神经核
上泌涎核
下泌涎核
孤束核
疑核
舌下神经核
副神经核

图 12-37　脑干内部结构模型（腹侧观）

2. 非脑神经核

（1）脊神经的感觉核：包括**薄束核**（gracile nucleus）、**楔束核**（cuneate nucleus）。在图 12-36 模型中，观察并记忆如下结构：位于延髓背侧下部靠近中线两侧的蓝色核团，内侧为**薄束核**，外侧为**楔束核**。它们是躯干、四肢深感觉传导通路中的中继性核团。

（2）锥体外系运动通路的中继核：包括位于延髓橄榄内的**下橄榄核**（inferior olivary nucleus）、脑桥基底部的**脑桥核**（pontine nuclei）、中脑上丘平面的**红核**（red nucleus）、中脑全长的**黑质**（substantia nigra）及上丘、下丘等。自图 12-36 模型中观察并记忆：位于中脑背侧的咖色的黑质和橙色的红核；图 12-37 模型中观察并记忆：位于延髓腹侧绿色椭圆形的**下橄榄核**。

（三）脑干内部的白质纤维束

自上、下行传导通路模型（图 12-38，图 12-39）中，观察并记忆如下结构：脑干中的上行长纤维束有**内侧丘系**（medial lemniscus）、**脊髓丘系**（spinal lemniscus，即**脊髓丘脑束**）、**三叉丘系**（trigeminal lemniscus）、**外侧丘系**（lateral lemniscus）、**脊髓小脑前束**、**脊髓小脑后束**；下行长纤维束主要为**锥体束**，包括**皮质脊髓束**（corticospinal tract）和**皮质核束**（corticonuclear tract）。

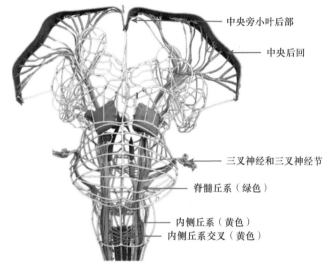

图 12-38　上行传导通路

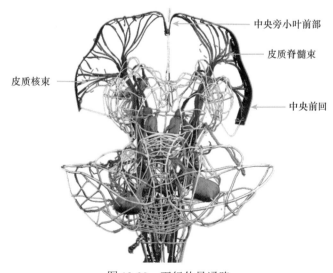

图 12-39　下行传导通路

五、课后思考与讨论

1. 各脑神经与脑干相连的部位分别是哪里？

2. 脑干的腹侧、背侧各有哪些结构？

3. 请思考第四脑室的位置、境界及通连情况。

【课前导学问题解答】

解答：病变的部位是左侧中脑大脑脚，病变累及左侧锥体束和动眼神经根。患者左侧瞳孔散大，对光反射消失；且左眼球斜向外下方，表明上睑提肌、内直肌和上直肌等眼外肌瘫痪，提示左侧动眼神经损伤。右侧上、下肢瘫痪，肌张力增高，腱反射亢进，病理反射阳性，提示患者是中枢性瘫痪，即大脑皮质运动区锥体细胞及锥体束受到损伤。

第六节 小 脑

【课前导学】

案例：患者，女，46岁，上呼吸道感染1周后，开始出现剧烈头痛、频繁呕吐，诊断为病理性脑炎。办理住院手续时突然昏迷，肌力和肌张力降低，呼吸浅慢、血压升高、心跳缓慢。

临床相关解剖学问题：试从解剖学角度分析患者为什么会出现头痛、呕吐，以及病情加重的原因。

一、实验目的

通过对标本、模型的学习观察，①掌握：小脑的位置、外形、分叶及小脑核。②熟悉：小脑皮质和小脑髓体的位置和组成。③了解：小脑的主要纤维联系，以及小脑的功能分部和各部的主要功能。

二、实验标本和模型

（一）标本

头正中矢状切面（带脑干）。

（二）模型

小脑外形、小脑内部结构。

三、实验方法

在标本或模型上辨认出相应的解剖学结构，并适当联系简单的临床实际。

四、实验内容指导

（一）小脑的位置和形态

在头正中矢状切（带脑干）面标本（图12-40）中，观察并记忆如下结构：小脑（cerebellum）位于颅后窝，大脑的后下方，脑干的背侧。小脑与延髓和脑桥共同围成**第四脑室**。小脑的功能主要是维持身体平衡、调节肌张力及协调随意运动。

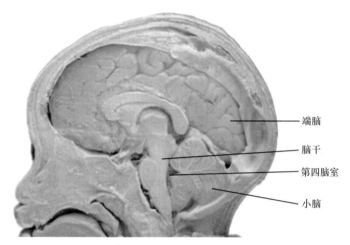

图 12-40　脑（正中矢状切面）

自小脑外形模型（图 12-41）中，观察并记忆如下结构：小脑上面红色椭圆区域的**小脑蚓**（vermis）、绿色椭圆区域的**小脑半球**（cerebellar hemisphere）；小脑下面的**小脑上脚、小脑中脚、上髓帆、小结、蚓垂、蚓锥体**及**小脑扁桃体**。

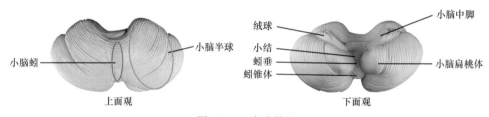

图 12-41　小脑外形

（二）小脑的分叶

自小脑分叶模型（图 12-42）中，观察并记忆如下结构：模型上面观中黄色弧线所示的**原裂**，以及借原裂所分的**前叶、后叶**；模型下面观中蓝色弧线所示的**后**

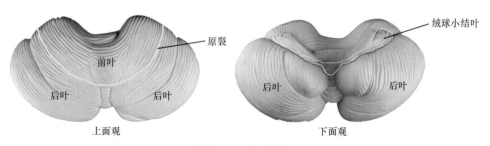

图 12-42　小脑分叶

外侧裂，以及借后外侧裂所分的**小脑前叶**、**绒球小结叶**及**小脑后叶**。小脑前叶和后叶合称**小脑体**。

（三）小脑结构

小脑表面为灰质，内部为髓质，髓质中包埋的灰质核团为小脑核。自小脑内部结构模型（图 12-43）中，观察并记忆如下结构：小脑表面的**小脑皮质**，深部的小脑白质即**小脑髓质**。小脑白质内的灰质核团为**小脑核**，从内侧向外侧，依次为**顶核**、**球状核**、**栓状核**及**齿状核**。

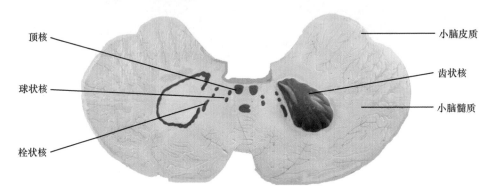

顶核　球状核　栓状核　小脑皮质　齿状核　小脑髓质

图 12-43　小脑内部结构

五、课后思考与讨论

1. 当颅后窝颅内压增高时，可形成枕骨大孔疝进而危及生命，试分析其原因。

2. 临床上患者出现共济失调的可能原因是什么？

【课前导学问题解答】

解答：患者出现剧烈头痛、频繁呕吐等现象是由于颅内压增高。颅内压的增高使小脑扁桃体受挤而嵌入枕骨大孔形成小脑扁桃体疝；小脑扁桃体进一步压迫延髓，而呼吸中枢和心血管中枢位于延髓，因此导致患者病情加重。

第七节　间　　脑

【课前导学】

案例：患者，女，43 岁，8 年前出现肢端肥大，2 年前出现头痛和视力降低。视力检查：左眼 0.3，右眼 0.4；视野检查：双颞侧视野大部分缺损；MRI 检查：蝶鞍区扩大，可见 11mm×12mm×10mm 大小的占位病变。临床诊断：垂体瘤。

临床相关解剖学问题：请从解剖学角度分析患者为什么会出现肢端肥大？患者为什么会出现视力下降和双颞侧视野偏盲？

一、实验目的

通过对标本、模型的学习观察，①掌握：间脑的位置、分部和间脑内的室腔（第三脑室）。②熟悉：背侧丘脑和下丘脑的结构。

二、实验标本和模型

（一）标本

脑正中矢状切面（带脑干）、脑干外形、脑底面。

（二）模型

脑正中矢状切面（带脑干）、丘脑核团放大、脑干外形、脑底面。

三、实验方法

在标本或模型上辨认出相应的解剖学结构，并适当联系简单的临床实际。

四、实验内容指导

间脑（diencephalon）可分为五个主要部分：**背侧丘脑**（dorsal thalamus）、**后丘脑**（metathalamus）、**上丘脑**（epithalamus）、**下丘脑**（hypothalamus）和**底丘脑**（subthalamus）。间脑内的室腔称**第三脑室**（third ventricle）。

（一）间脑的位置

间脑下接**中脑**，上方伸入**端脑**，大部分被端脑的大脑半球掩盖，外侧面并与半球愈着，只有腹侧面一部分露出脑底，位于蝶鞍上面。

（二）间脑的形态

自脑正中矢状切面模型（图 12-44）中，观察并记忆如下结构：位于胼胝体下方的**背侧丘脑**、**丘脑间黏合**及蓝线所示的**下丘脑沟**，下丘脑沟前下方为**下丘脑**。

1. **下丘脑**　包括**视交叉**、**视束**、**终板**、**灰结节**、**正中隆起**、**漏斗**、**乳头体**。在脑干模型腹侧（图 12-45）中，观察并记忆如下结构：**视交叉**、**视束**、**灰结节**、**乳头体**。

2. **上丘脑**　包括丘脑髓纹、缰三角和松果体。在脑干模型背面（图 12-46）中，观察并记忆如下结构：**丘脑髓纹**、**缰三角**、**缰连合**、**松果体**。

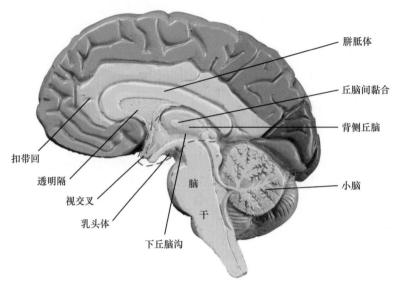

图 12-44　脑正中矢状切面模型

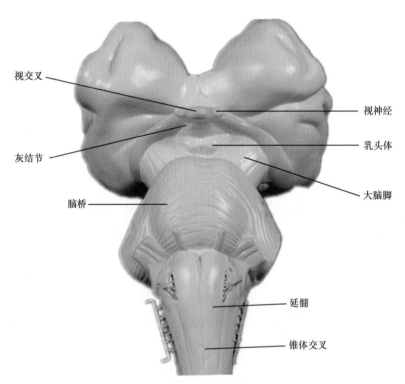

图 12-45　脑干模型腹侧

3. **后丘脑** 包括内侧膝状体和外侧膝状体。自脑干模型背面（图 12-46）中，观察并记忆如下结构：**内侧膝状体、外侧膝状体**。

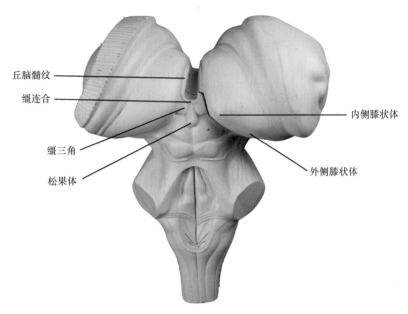

图 12-46 脑干模型背面

4. **背侧丘脑** 为一对卵圆形的灰质团块，借丘脑间黏合相连。在背侧丘脑核团放大模型（图 12-47）中，可见背侧丘脑被其内部"Y"形内髓板分为**前核群、内侧核群**和**外侧核群**等三部分。其前端为**丘脑前结节**，后端为**丘脑枕**。内侧核群中主要为**背内侧核**；外侧核群中有**背外侧核、后外侧核和枕**，腹侧核群中有**腹前核、腹中间核**（腹外侧核）和**腹后核**。其中，腹后核群中可见内侧的**腹后内侧核**和外侧的**腹后外侧核**。

5. **下丘脑** 包括视交叉、视束、灰结节、正中隆起、漏斗和乳头体等结构。在脑干模型腹侧与脑（带脑干）正中矢状切面模型（图 12-45，图 12-48）中，识别并记忆：**视交叉、视束、终板、灰结节、正中隆起、漏斗、乳头体**。

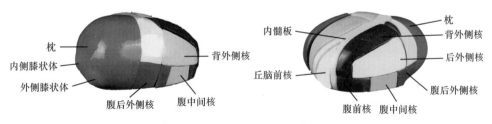

图 12-47 背侧丘脑核团放大模型

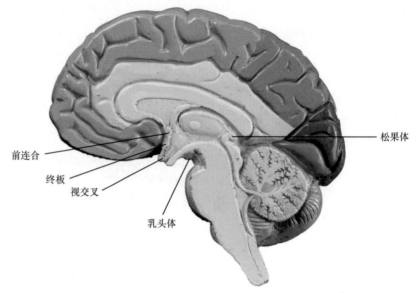

图 12-48　脑（带脑干）正中矢状切面

6. 第三脑室　为两侧间脑之间的一矢状位裂隙。自可见间脑内的室腔即**第三脑室**。

五、课后思考与讨论

1. 讨论第三脑室的位置、境界及通连情况。

2. 下丘脑的位置和组成如何？

【课前导学问题解答】

解答：垂体可分泌生长激素，如果儿童分泌过多，可形成巨人症；成人分泌过多可出现肢端肥大。患者因为垂体瘤导致生长激素分泌过多，进而出现肢端肥大。垂体瘤增大，向上压迫视交叉，引起视力下降，视交叉中部的纤维来自双侧视网膜的内侧半，而视网膜的内侧半接受来自视野外侧半的光线，故当肿瘤累及视交叉中部时，可引起双眼颞侧视野偏盲。由于肿瘤体积逐渐变大，向上顶鞍膈，使鞍膈受压，导致额颞部的疼痛。

第八节　端　脑

【课前导学】

案例：患者，男，58 岁，在打麻将时突然晕倒，意识丧失 2 天。意识恢复时，左上、下肢瘫痪。1 个月后检查发现左侧上、下肢痉挛性瘫痪，腱反射亢进，吐舌时偏向左侧、无萎缩；左侧眼裂以下面瘫。整个左半身的各种感觉缺损程度不一，但位置觉、振动觉和两点辨别性触觉全部丧失，温度觉有些丧失，痛觉未受影响。

瞳孔对光反射正常，但患者两眼视野左侧半缺损。

临床相关解剖学问题：试从解剖学角度分析该患者可能发生损伤的部位，并简述原因。

一、实验目的

通过对标本、模型的学习观察，①掌握：大脑半球的外形及分叶；侧脑室的位置、通连、分部及各部的位置；基底核的位置和组成；尾状核和豆状核的位置和形态分部；大脑髓质三类纤维的概念，胼胝体的位置和分部；内囊的位置、分部和通过各部的主要纤维束；大脑皮质感觉区、运动区和联络区的概念；大脑皮质主要功能定位区（第Ⅰ躯体运动区、第Ⅰ躯体感觉区、视区、听区、语言代表区）的位置和功能特点。②了解：以上各区损伤的主要表现；其他功能定位区的位置；嗅脑的位置和组成；边缘叶和边缘系统的组成。

二、实验标本和模型

（一）标本

脑岛、脑正中矢状切面（带脑干）、脑正中矢状切面（不带脑干）、大脑水平切面、海马穹隆、大脑纤维、侧脑室。

（二）模型

脑皮质功能分区、脑（软塑）、脑基底核、脑室和基底核。

三、实验方法

在标本或模型上辨认出相应的解剖学结构，并适当联系简单的临床实际。

四、实验内容指导

（一）端脑的位置

端脑（telencephalon）被大脑纵裂分隔为左、右大脑半球，大脑纵裂中有大脑镰。在端脑的位置标本（图 12-49）中，可观察到位于颅前窝、颅中窝和小脑

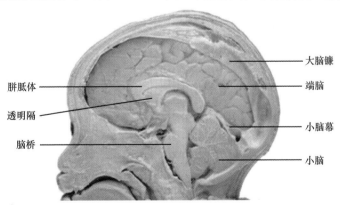

图 12-49　端脑的位置

上方的**端脑**，其后下方借**小脑幕**与小脑分隔，并在大脑纵裂中可见**大脑镰**。

（二）端脑的外形

大脑半球借中央沟、外侧沟和顶枕沟 3 条沟分为额、顶、枕、颞和岛叶 5 个叶。在脑的外形及分叶标本中，可以分别从其上外侧面和内侧面观察到脑表面深浅不一的**大脑沟**（cerebral sulci）、**大脑回**（cerebral gyri）、**外侧沟**（lateral sulcus）、**中央沟**（central sulcus）、**顶枕沟**（parietooccipital sulcus）3 条叶间沟和**额叶**（frontal lobe）、**顶叶**（parietal lobe）、**枕叶**（occipital lobe）、**颞叶**（temporal lobe）和**岛叶**（insular lobe）5 个叶（图 12-50）。

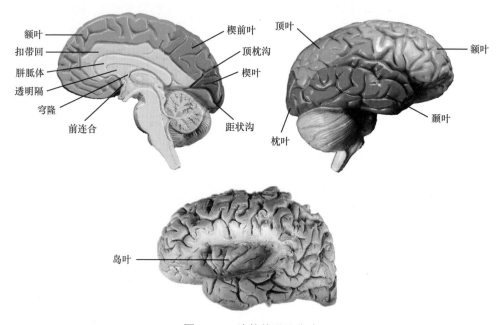

图 12-50　脑的外形及分叶

1. 自端脑标本的外侧面（图 12-51），观察并记忆如下结构：①额叶中的**中央沟**、**中央前沟**、**额上沟**、**额下沟**、**中央前回**（precentral gyrus）、**额上回**、**额中回**和**额下回**等结构；②顶叶中的**中央后沟**、**顶内沟**、**中央后回**（postcentral gyrus）、**顶上小叶**、**顶下小叶**、**缘上回**（supramarginal gyrus）、**角回**（angular gyrus）；③颞叶中的**颞上沟**、**颞下沟**、**颞上回**、**颞中回**、**颞下回**、**颞横回**（transverse temporal gyri）；④枕叶中的沟回多不恒定。

2. 于脑的外形及分叶标本（图 12-50）中，可见深埋在外侧沟深面的**岛叶**。

3. 自脑的外形及分叶和端脑标本的内侧面（图 12-50，图 12-52），观察并记忆如下结构：**胼胝体**、**终板**、**前连合**、**穹窿**、**透明隔**、**胼胝体沟**、**扣带沟**、**扣带回**、**中央旁小叶**、**楔前叶**、**楔叶**、**距状沟**（calcarine sulcus）。

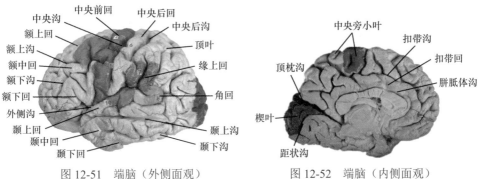

图 12-51 端脑（外侧面观）　　　　图 12-52 端脑（内侧面观）

4. 自脑下面观标本（图 12-53），观察并记忆如下结构：**嗅球、嗅束、嗅三角、侧副沟、枕颞沟、枕颞内侧回、枕颞外侧回、海马旁回**（parahippocampal gyrus）、**钩**（uncus）、**齿状回、穹隆回、海马沟、海马**（hippocampus）。

（三）侧脑室

侧脑室（lateral ventricle）为大脑半球内的室腔，形状不规则，可延伸至半球各脑叶中，分为四部分：**中央部**位于顶叶内，**前角**伸入额叶，**后角**伸入枕叶，**下角**伸入颞叶。在侧脑室模型（图 12-54）和大脑水平断面标本（图 12-55）中，观察并记忆如下结构：**室间孔、前角、中央部、后角、下角及侧脑室脉络丛。**

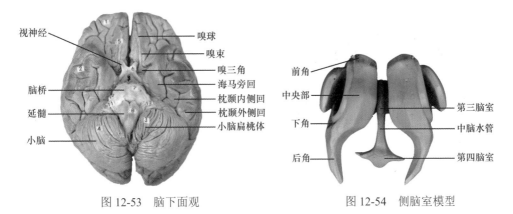

图 12-53 脑下面观　　　　图 12-54 侧脑室模型

（四）基底核

基底核（basal nuclei）是包埋在大脑半球髓质内部的灰质核团，包括尾状核、豆状核、屏状核及杏仁体。在大脑水平断面标本和基底核模型（图 12-55，图 12-56）中，观察并记忆如下结构：**尾状核**（caudate nucleus）、**豆状核**（lentiform nucleus）、**屏状核**和**杏仁体**（amygdaloid body）。豆状核的**壳**（putamen）、**苍白球**（globus pallidus）。

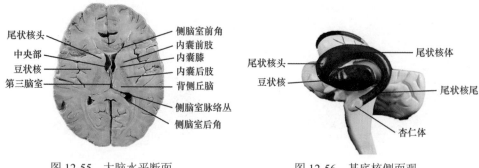

图 12-55　大脑水平断面　　　　　　图 12-56　基底核侧面观

（五）大脑髓质

大脑髓质（cerebral medullary substance）可分为联络纤维、连合纤维和投射纤维三种。①联络纤维是联系同侧大脑半球不同脑回皮质的纤维，包括上纵束、下纵束、钩束和扣带。②连合纤维是联系两侧大脑半球皮质的纤维，包括胼胝体、前连合、穹隆连合。③投射纤维是联系大脑皮质与皮质下中枢的上、下行纤维总称，它们经过的共同区域为内囊（internal capsule）。

在大脑髓质纤维标本（图 12-57）中，观察并记忆如下结构：**大脑弓状纤维、上纵束、下纵束、钩束、扣带、胼胝体、前连合**及**穹隆**连合。

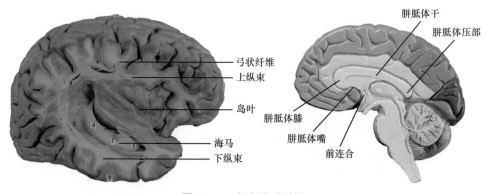

图 12-57　大脑髓质纤维

在大脑水平断面标本（图 12-55）中，观察并记忆如下结构：**内囊膝、内囊前肢、内囊后肢**的丘脑豆状核部等。

（六）大脑皮质

大脑皮质是神经系统的最高级中枢。在大脑皮质上，不同的功能一般相对集中在某些特定区域，该区域称为皮质功能区。

在端脑内、外侧面观标本（图 12-51，图 12-52）中，观察并记忆如下结构：**第Ⅰ躯体运动区**，即中央前回和中央旁小叶的前部；**第Ⅰ躯体感觉区**，即中央后回和中央旁小叶的后部；**视区**，即距状沟的上、下方；**听区**，即颞横回；**嗅区**，即海马旁回钩附近；**味区**，即中央后回下端；**平衡区**，即中央后回下端头面代表区附近。

语言代表区是人类大脑皮质所独有的。语言功能集中在优势半球上，多数为左侧大脑半球（右利人和一部分左利人），一部分左利人的语言功能可在右侧大脑半球，少数人的语言功能可能在两侧大脑半球。

在端脑外侧面观标本（图 12-51）中，观察并记忆如下功能区：颞上回后部的**听话中枢（听觉性语言中枢）**；额下回后部的**说话中枢（运动性语言中枢）**；角回的**阅读中枢（视觉性语言中枢）**；额中回后部的**书写中枢**。

在脑正中矢状切面侧面观及下面观标本（图 12-52，图 12-53）中，观察并记忆如下结构：**嗅脑（rhinencephalon）**包括嗅球、嗅束、嗅三角、海马旁回钩等部及其连属的纤维束；**边缘叶**包括隔区、扣带回、海马旁回、钩、海马、齿状回等。

五、课后思考与讨论

1. 端脑借着什么分为哪几部分？

2. 端脑内脑室系统的位置及其分部如何？

3. 什么是基底核？ Parkinson 患者可能出现的是哪种结构的病变？

4. 脑卒中的患者出现左侧偏身感觉缺失、左侧肢体瘫痪及右侧视野的偏盲，请分析可能的原因是什么？

5. 患者出现运动性失语症，分析可能的原因是什么？

【课前导学问题解答】

解答：该患者可能出现的是右侧内囊较大范围（内囊膝和后肢）的损伤。左侧上、下肢痉挛性瘫痪表明上运动神经元损伤；因舌麻痹而无萎缩，面下部亦麻痹，表明皮质脊髓束和皮质核束都受到损伤。位置觉、振动觉和辨别性触觉丧失可能是损伤了丘脑中央辐射，以至于脊髓后索至大脑皮质这条通路完全受损。痛觉可在背侧丘脑水平感知，所以未受影响。瞳孔对光反射正常而两眼视野左侧半缺损表明视束以上视辐射损伤可能性大。

第九节　主要传导通路

【课前导学】

案例：患者，男，65 岁。半年来逐渐出现左侧鼻唇沟消失，口角低垂并向右侧偏斜，左侧不能做鼓腮、漏齿等动作，伸舌时舌尖偏向左侧。MR 显示内囊膝部有占位病变。

临床相关解剖学问题：试从解剖学角度分析该患者可能损伤的传导束，并试述该传导束的起止、行程和功能。

一、实验目的

通过对标本、模型的学习观察，①掌握：躯干四肢本体感觉和痛、温、粗触觉传导通路；视觉传导通路和瞳孔对光反射通路；上、下运动神经元的概念；锥体束的组成。②熟悉：头面部痛、温、触觉传导通路。③了解：其大致经行和分布。

二、实验标本和模型

（一）标本

脑正中矢状切面（带脑干）。

（二）模型

浅感觉及深感觉传导通路、头面部浅感觉传导通路、视觉和瞳孔对光反射传导通路、皮质脊髓束传导通路、皮质核束传导通路。

三、实验方法

在标本或模型上辨认出相应的解剖学结构，并适当联系简单的临床实际。

四、实验内容指导

内、外环境的不同刺激通过相应的上行传导通路上传至大脑；高级中枢分析整合传入的信息后，由下行传导通路传递至效应器，引起肌肉收缩或腺体分泌等效应。

（一）上行传导通路

1. 深感觉传导通路模型（二维码 12-1）中，识别并记忆如下结构及路径：

脊神经节→后根→薄束、楔束→薄束核、楔束核→内侧丘系交叉→内侧丘系→背侧丘脑腹后外侧核→丘脑中央辐射→内囊后肢→大脑皮质中央后回中、上部，中央旁小叶后部。

二维码 12-1　深感觉传导通路

2. 浅感觉传导通路模型（二维码 12-2）中，识别并记忆如下结构及路径：

脊神经节→后根→背外侧束→脊髓后角→白质前连合→脊髓丘脑束→脊髓丘系→背侧丘脑腹后外侧核→丘脑中央辐射→内囊后肢→大脑皮质中央后回中、上部，中央旁小叶后部。

二维码 12-2　浅感觉传导通路

3. 头面部浅感觉传导通路模型（二维码 12-3）中，识别并记忆如下结构及路径：

三叉神经节→三叉神经脊束→三叉神经感觉核交叉→三叉丘系→背侧丘脑腹后内侧核→丘脑中央辐射→内囊后肢→大脑皮质中央后回下部。

二维码 12-3　头面部浅感觉传导通路

4. 视觉和瞳孔对光反射传导通路模型（二维码 12-4）中，识别并记忆如下结构及路径：

视神经→视交叉→视束→外侧膝状体→视辐射→内囊豆状核后部→距状沟两岸。
　　　　　　　　↓
　　　　　　上丘臂→顶盖前区→双侧动眼神经副核→睫状神经节→瞳孔括约肌、睫状肌。

二维码 12-4　视觉和瞳孔对光反射传导通路

（二）下行传导通路

1. 皮质脊髓束　皮质脊髓束传导通路模型（二维码 12-5）中，识别并记忆如下结构及路径：

中央前回中、上部和中央旁小叶前部→皮质脊髓束→内囊后肢→大脑脚底→脑桥基底部→延髓锥体→锥体交叉→皮质脊髓侧束→脊髓前角→四肢肌。

    ↓（不交叉部分）

  皮质脊髓前束→脊髓前角→膈肌、躯干固有肌。

二维码 12-5 皮质脊髓束传导通路

2. 皮质核束 皮质核束传导通路模型（二维码 12-6）中，识别并记忆如下结构及路径：

中央前回下部→皮质核束→内囊膝→大脑脚底→脑桥基底部→延髓。

    动眼神经核、滑车神经核。↓

   展神经核、三叉神经运动核、面神经核上半，

    疑核、副神经核、面神经核下半、舌下神经核。

二维码 12-6 皮质核束传导通路

五、课后思考与讨论

1. 脑卒中的患者出现了"三偏综合征"，试分析其原因。

2. 患者双眼颞侧视野出现盲区，试分析其原因。

3. 患者伸舌时，舌尖偏向左侧，试分析其原因。

【课前导学问题解答】

  解答：皮质核束经行内囊膝部下行，患者因为内囊膝部有占位病变，故损伤了经此下行的皮质核束，进而引起核上瘫。皮质核束起于头面部的第Ⅰ躯体运动中枢，即中央前回的下部，向下行经内囊膝、大脑脚底中 3/5 的内侧部、脑桥基底部和延髓锥体。皮质核束在脑干下行过程中，陆续分出大部分纤维，终止于双侧

脑神经运动核（动眼神经核、滑车神经核、展神经核、三叉神经运动核、面神经核支配面上部肌的细胞群、疑核和副神经核）；小部分纤维完全交叉到对侧止于面神经核和舌下神经核，两者发出纤维分别支配同侧面下部的面肌和舌肌。皮质核束的功能是支配眼外肌、咀嚼肌、表情肌、舌肌、咽喉肌、胸锁乳突肌和斜方肌的随意运动。

第十节　脑和脊髓的被膜与血管

【课前导学】

案例：患者，女，15岁。因不久前挤了上唇部的几颗"痘痘"，随后出现颅内感染和败血症，眼球活动受限，睑下垂，面部感觉异常，牙龈、鼻腔和口腔疼痛。查体：体温在39℃以上，波动较大。

临床相关解剖学问题：试分析颅内感染的位置、原因及其周围的结构。

一、实验目的

通过对标本、模型的学习观察，①掌握：脑和脊髓被膜的名称、位置；硬脑膜窦、蛛网膜粒和脉络丛的形成、位置及功能；硬膜外隙和蛛网膜下隙的位置和内容；脑脊液循环的路径；脑的动脉来源；颈内动脉的经行、分部及主要分支的分布；椎-基底动脉的经行及主要分支的分布；大脑动脉环的位置、构成和生理意义。②了解：脑内动脉分支的类型；脑屏障的概念；脑静脉浅、深组的回流情况；脊髓动脉的来源、分布特点及静脉的回流概况。

二、实验标本和模型

（一）标本

硬脑膜、脊髓（离体）、脑动脉、脑正中矢状切面（带小脑）。

（二）模型

脑膜、脊髓横断面、软塑脑（带脑血管）。

三、实验方法

在标本或模型上辨认出相应的解剖学结构，并适当联系简单的临床实际。

四、实验内容指导

脊髓和脑表面由外向内依次被硬膜、蛛网膜和软膜三层被膜所包裹，其被膜对脊髓与脑有支持和保护作用。

（一）脊髓和脑的被膜

在脊髓（离体）标本（图12-28，图12-29）中，观察并记忆如下结构：**硬脊膜**

（spinal dura mater）、**脊髓蛛网膜**（spinal arachnoid mater）、**软脊膜**（spinal pia mater）、**蛛网膜下隙**（subarachnoid space）。

在脑膜和硬脑膜静脉窦模型（图 12-58）中，观察并记忆如下结构：**硬脑膜**（cerebral dura mater）、**大脑镰**（cerebral falx）、**小脑幕**（tentorium of cerebellum）、**幕切迹**（tentorial incisure）、**鞍膈**、**上矢状窦**（superior sagittal sinus）、**下矢状窦**（inferior sagittal sinus）、**直窦**（straight sinus）、**窦汇**（confluence of sinus）、**横窦**（transverse sinus）、**乙状窦**（sigmoid sinus）、**海绵窦**（cavernous sinus）、**岩上窦、岩下窦、脑蛛网膜**（cerebral arachnoid mater）、**蛛网膜粒**（arachnoid granulation）、**软脑膜**（cerebral pia mater）。

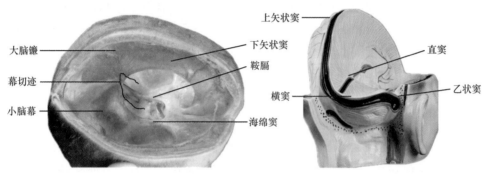

图 12-58　脑膜和硬脑膜静脉窦

（二）脑脊液循环

脑脊液主要由各脑室的脉络丛产生，充满于脑室和蛛网膜下隙，对脑和脊髓有保护作用，并与颅内压的调节有关。其循环路径如下：

侧脑室脉络丛　　第三脑室脉络丛　　第四脑室脉络丛

↓　　　　　　　↓　　　　　　　↓

侧脑室 —室间孔→ 第三脑室 —中脑水管→ 第四脑室 —正中孔/左右外侧孔→ 蛛网膜下隙 ——— 上矢状窦

（三）脑和脊髓的血管

1. 脑的动脉　来源于颈内动脉和椎动脉，颈内动脉主要供应端脑的前 2/3，椎 - 基底动脉主要供应端脑的后 1/3、脑干、小脑及脊髓。

在脑的动脉标本（图 12-59）中，观察并记忆如下结构：**颈内动脉**（internal carotid artery）、**后交通动脉、脉络丛前动脉、大脑前动脉**（anterior cerebral artery）、**大脑中动脉**（middle cerebral artery）、**椎动脉**（vertebral artery）、**基底动脉**（basilar artery）。

另外，椎动脉的主要分支有：**脊髓前动脉、脊髓后动脉、小脑下后动脉**。基底动脉的主要分支有：**小脑下前动脉、迷路动脉、脑桥动脉、小脑上动脉、大脑后动脉**（posterior cerebral artery）。

2. 大脑动脉环（cerebral arterial circle）　又称 Willis 环（图 12-59，黑色虚线环所示），是由两侧颈内动脉末段，两侧大脑前、后动脉始段，两侧后交通动脉及前交通动脉吻合形成。正常情况下，环两侧的血液不相混合，是作为一种代偿的潜在装置。当环中某一环节出现问题，可在一定程度上通过此环，是血液重新分配和代偿，以维持脑的血供。

3. 脑的静脉　无静脉瓣，不与动脉伴行，分浅、深两组，两组间相互吻合。在脑的静脉标本（图 12-60）中，观察并记忆如下结构：**大脑上静脉**（great cerebral vein）、**大脑中浅静脉、大脑下静脉**。

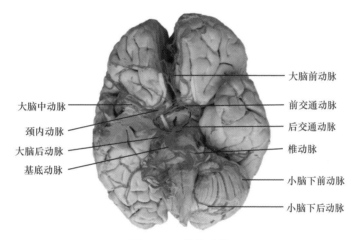

大脑中动脉　　　大脑前动脉
颈内动脉　　　　前交通动脉
大脑后动脉　　　后交通动脉
基底动脉　　　　椎动脉
　　　　　　　　小脑下前动脉
　　　　　　　　小脑下后动脉

图 12-59　脑的动脉

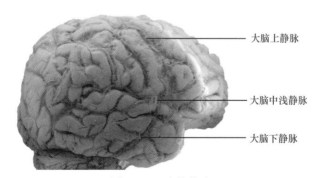

大脑上静脉

大脑中浅静脉

大脑下静脉

图 12-60　脑的静脉

五、课后思考与讨论

1. 脑部血液供应的主要动脉有哪些？分别来源于哪里？

2. 试分析当脑部肿瘤累及海绵窦时会出现哪些临床症状？为什么？

3. 脑脊液循环的路径发生阻塞时，可以引起颅内压增高，进而形成脑疝，危及生命。试分析脑脊液循环的路径。

【课前导学问题解答】

解答：该患者发生颅内感染的位置在海绵窦。患者挤压的上唇部"痘痘"位于面部"危险三角"区内，同时面静脉中缺乏静脉瓣，而挤压后发生局部感染未及时处理，导致病菌经面静脉-内眦静脉-眼上静脉侵入海绵窦，进而引起该区域的感染。海绵窦是位于颅中窝蝶鞍两侧的硬脑膜静脉窦，其前方接受眼静脉，向后外经岩上、岩下窦通入横窦、乙状窦或颈内静脉，向下借卵圆孔与翼静脉丛相通。两侧的海绵窦可借横支相通。海绵窦内有颈内动脉和展神经经过；其外侧壁有动眼神经、滑车神经、三叉神经的眼神经和上颌神经通过。由于面静脉与眼静脉交通，面部的感染可经眼静脉—海绵窦—海绵窦形成炎症及血栓，累及上述神经出现相应症状。

（王玉兰　刘洪梅　刘美英　宋　亮）

主要参考资料

柏树令, 应大君, 2019. 人体系统解剖学. 第 8 版. 北京：人民卫生出版社
陈幽婷, 2019. 人体系统解剖学. 第 3 版. 上海：第二军医大学出版社
王德广, 2011. 人体局部解剖学. 第 2 版. 上海：复旦大学出版社